PETER STOLL
JOST JAEGER

GYNÄKOLOGISCHE UNTERSUCHUNG IN DER PRAXIS

Gynäkologische Untersuchung in der Praxis
unter besonderer Berücksichtigung der Krebsvorsorgeuntersuchung

VON PROFESSOR DR. PETER STOLL
UND PROFESSOR DR. JOST JAEGER
FRAUENKLINIK
IM KLINIKUM MANNHEIM
DER UNIVERSITÄT HEIDELBERG

Mit 81 Abbildungen und
zahlreichen Tabellen

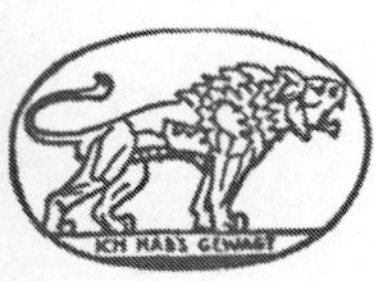

Springer-Verlag Berlin Heidelberg GmbH

ISBN 978-3-662-21977-5   ISBN 978-3-662-21976-8 (eBook)
DOI 10.1007/978-3-662-21976-8

© Springer-Verlag Berlin Heidelberg 1970
Ursprünglich erschienen bei J.F. Lehmanns Verlag München 1970
Softcover reprint of the hardcover 1st edition 1970
Satz und Druck: Gebr. Parcus KG München
Einband: Simon Wappes München

Inhaltsverzeichnis

Vorwort

Die vorliegende »Gynäkologische Untersuchung in der Praxis« ist als Gegenstück zu dem im gleichen Verlag erschienenen Taschenbuch »Schwangerschaftsvorsorge in der Praxis« gedacht. Während es sich dort um die Untersuchung, Betreuung und ärztliche Führung in der Schwangerschaft handelt, soll hier der gynäkologische Untersuchungsgang als solcher im Sinne der »erweiterten gynäkologischen Diagnostik« behandelt werden. Das technische Vorgehen bei der Untersuchung läßt sich Schritt für Schritt darlegen. Die einzelnen Maßnahmen folgen einander in einer bestimmten Reihenfolge, wobei der Aufwand apparativer Hilfsmittel im Gegensatz zu anderen Disziplinen gering bleibt. Man kommt zur Anhiebs-Diagnose durch die Erhebung einer genauen Anamnese, durch das inspizierende Auge und durch die tastende Hand. Die Untersuchung wird erweitert mit Hilfe der Kolposkopie und durch die Beurteilung von Sekretproben im Mikroskop. Die Anwendung beider Verfahren gehört heute zur Routine in der gynäkologischen Sprechstunde. Die mikroskopische Untersuchung kann durch die Übersendung der Sekretprobe an ein Laboratorium aus der Sprechstunde ganz oder teilweise herausgenommen werden, was vor allem für die Krebsvorsorgeuntersuchung nach *Papanicolaou* üblich ist.

Die pedantische Anwendung der einzelnen Untersuchungsschritte ist unumgänglich, um ein organisches Leiden festzustellen oder auszuschließen und — ganz besonders — um ein lebensbedrohendes Neoplasma frühzeitig zu erkennen. Kein Arzt kann daher auf die einzelnen diagnostischen Schritte verzichten, denn das Übersehen eines beginnenden Neoplasmas hat die Verschleppung des Leidens und damit oftmals den Tod der Patientin zur Folge.

Wenn hier vorwiegend von der Technik des Untersuchungsganges gesprochen wird, so bedeutet das noch in keiner Weise, daß der durch dieses Vorgehen erhobene exakte Befund, den man als Organbefund bezeichnen muß, die ganze Diagnose ausmacht. Ein naturwissenschaftlich exaktes und methodisches Vorgehen kann nicht alle Seiten des menschlichen Lebens erfassen.

Deshalb ist unsere Untersuchung mit der Erhebung von Organbefunden nicht beendet, weil die Behandlung des kranken Menschen als Gesamtpersönlichkeit unsere Aufgabe ist. Bei der gerade in der Frauenheilkunde gegebenen engen Verknüpfung von Psyche und Soma findet man hier ein wichtiges und dankbares Feld.

Einführung

Gynäkologische Diagnostik in der Praxis. Übersicht

Im Vergleich zu anderen medizinischen Disziplinen ist in der Frauenheilkunde der Untersuchungsgang einfach, ohne großen Aufwand rasch durchführbar. Er besteht aus:

Anamnese

    Angaben zur Person
    Familienanamnese
    Eigenanamnese
        Allgemeiner Eindruck von der Persönlichkeit der Patientin mit dem Ziel, auch ihre psychische Situation zu erfassen, psychosomatische Zusammenhänge zu berücksichtigen, Hinweise für die nachfolgende Untersuchung und ärztliche Beratung zu gewinnen.

Lagerung auf dem Untersuchungsstuhl
Inspektion und Palpation des Abdomen

Inspektion der Vulva, Vagina, Portio

    Entnahme eines Frischpräparates von Vaginalsekret
    Entnahme eines Vaginal- und Portioausstrichs für die Zytologie
    Kolposkopie
    (evtl. Vaginalbehandlung)

Bimanuelle vaginale Untersuchung

Rektale Untersuchung

Untersuchung der Mamma

Beurteilung des Frischpräparates im Mikroskop

Besprechung

Zusätzlich kann erforderlich sein:

Bakteriologische Abstrichentnahme
Hb, Ery, Leuko, Blutsenkung, Urinuntersuchung, Blutdruckmessung
Probeentnahme von der Portio (zur histologischen Untersuchung)
Strichabrasio (zur histologischen Untersuchung)

Siems-Huhner-Test
Mammographie

Schließlich bei wiederholter Untersuchung:

Persufflation bzw. Pertubation
Elektrokonisation der Portio

Mit diesen absichtlich weitgefaßten Maßnahmen sind die Untersuchungsmöglichkeiten der gynäkologischen Sprechstunde ausgeschöpft. Es wäre zu erwähnen, daß manche Sachkenner einzelne Abschnitte als diagnostische Eingriffe im klinischen Bereich ansehen. Hier wird der Arzt selbst entscheiden müssen, ob seine Zeit und die Einrichtung der Praxis diese Eingriffe gefahrlos erlauben. Es soll auch gleich angefügt werden, daß es gelegentlich zweckmäßig ist, die Untersuchung nach einem angemessenen Zeitraum zu wiederholen, insbesondere dann,

> wenn die geklagten Beschwerden nicht zwanglos durch den erhobenen Befund erklärt sind,
> wenn funktionelle Störungen vorliegen,
> wenn der Verdacht auf eine psychisch bedingte Ursache der Störung naheliegt oder mit in Betracht gezogen werden muß.

Die bei Frauen wechselseitige enge Beeinflussung von Psyche und Soma und die augenfällige Abhängigkeit psychosomatischer Ausgeglichenheit von Umweltfaktoren der verschiedensten Art spielen für die ärztliche Beurteilung der augenblicklichen Situation eine bedeutsame Rolle. Das Vertrauen zum Arzt und auf dessen Seite Verständnis für die vorgetragenen Klagen, seine Aufrichtigkeit und sein Zuspruch sind ebenso wie die Zeit an sich in vielen Fällen wichtige Heilfaktoren *(»Der Arzt als Arznei«, »Die Zeit als Arznei«)*.
Die Zahl der Patienten, die ohne Vorliegen einer organischen Störung bzw. ohne ein organisches Leiden die frauenärztliche Sprechstunde aufsuchen, um Aufmunterung, Verständnis und Trost zu finden, ist mit 50% nicht zu hoch veranschlagt. Hier gilt einmal mehr das Wort: Der Arzt sei auch Seelsorger des modernen Menschen in unserer hochzivilisierten Welt.

Die ärztliche Aufgabe wird dadurch nicht erleichtert und stellt an die menschliche Kraft Ansprüche, die der einzelne Arzt in mehr oder weniger großem Umfang auf sich zu nehmen bereit ist. Immer muß jedoch die Forderung erhoben werden, durch systematische Untersuchung eine organische Erkrankung zu erkennen und ihre sofortige sachgemäße Behandlung zu veranlassen.

12

Insbesondere darf niemals ein bösartiger Tumor als Lebensbedrohung für die Patientin übersehen werden. Läßt sich dabei nur eine Vermutungsdiagnose stellen, so ist eine klinische Abklärung am Platze.

| Verdacht auf Neoplasma: Klinische Abklärung am Platze.

Eine weitere Aufgabe der Untersuchung ist die Erkennung einer Schwangerschaft, an die man in der Geschlechtsreife immer denken sollte.

| In der Geschlechtsreife: immer an Schwangerschaft denken.

Der Einsatz der genannten und in der Folge eingehend zu besprechenden diagnostischen Methoden der sogenannten *»erweiterten gynäkologischen Untersuchung«* ist obligat. Der Stil der Beratung muß der Persönlichkeit des einzelnen Kollegen überlassen bleiben, obwohl auch hierzu in gewissem Rahmen Vorschläge zu machen sind. Immer aber sollte man sachlich bleiben und die Grenzen des ärztlichen Taktes wahren.

Inventaraufstellung eines gynäkologischen Untersuchungszimmers

1 Mikroskopiertisch mit Phasenkontrastmikroskop und Objektträgern, Deckgläsern, Immersionsöl, Methylenblau, sowie eine Abwurfschale für gebrauchte Objektträger;

1 fahrbarer Instrumentenwagen mit zwei übereinander angeordneten Tischplatten, einer runden Glasschale (mit Desinfektionslösung gefüllt, als Abwurf für gebrauchte Specula);
einem verchromten, abnehmbaren Eimer.

Auf der oberen Platte befindet sich ein Sieb mit acht Selbsthalte-Specula verschiedener Größe und Länge, sowie ein Kinderspeculum, ein Virgospeculum und ein überbreites, überlanges Speculum zweiblättrig, eine Uterussonde, eine Knopfsonde, eine Uterusfaßzange.
Des weiteren drei Standgläser mit Äther-Alkohol zur Fixierung von Abstrichen nach *Papanicolaou;*

1 Behälter mit Normalobjektträgern und mit an einem Ende beschriftbaren Objektträgern für Nativpräparate zur Phasenkontrastmikroskopie und für Abstriche nach *Papanicolaou;*

2 Halter für Ösen und mehrere auswechselbare Platinösen zur Abnahme von Nativpräparaten;

1 Glasschale mit Öl zur Untersuchung;

1 Petrischale mit Gummifingerlingen zur rektalen Untersuchung;

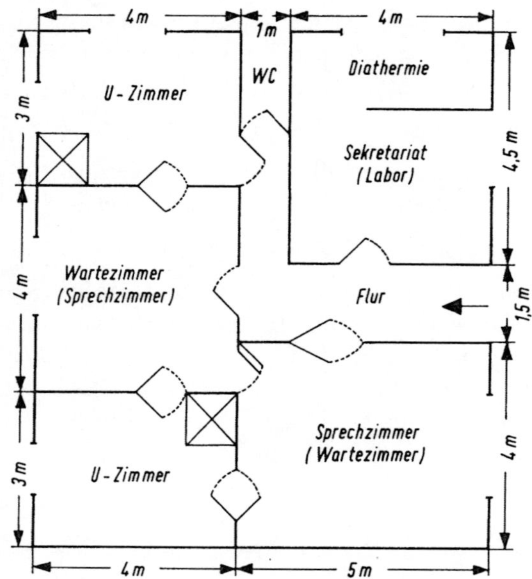

Grundriß der Praxis

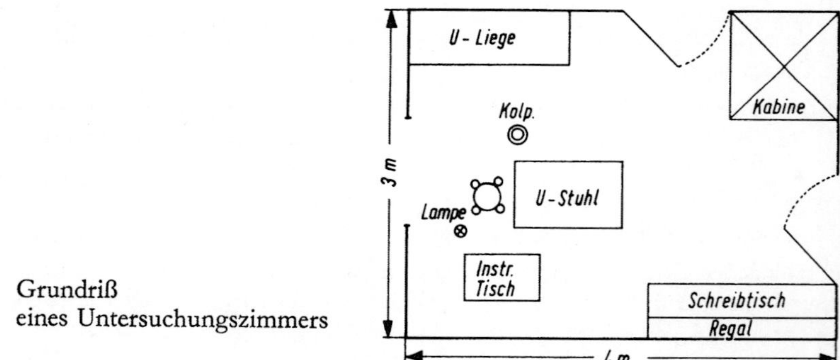

Grundriß
eines Untersuchungszimmers

1 Petrischale mit sterilen Tupfern an Fäden, zum Einlegen in die Vagina nach Medikamenteinbringung;

1 Glaszylinder mit geschnittenen Fil-Zellin-Tupfern;

1 Glasständer mit Watteträgern, sterilen Watteträgern in Reagenzgläsern (zum Abnehmen von Kulturen) und steril verpackten Einmalkathetern;

1 abgedeckter Glaszylinder mit sterilen Tupfern zur Katheterisierung;

1 Objektträger *2* Deckgläschen für Objektträger und Fixierlösung *3* Watteträger
4 Platinösen *5* Fingerlinge *6* Holzständer mit Küvetten zur Aufnahme der
Abstriche nach *Papanicolaou* *7* 3%ige Essigsäurelösung für die erweiterte Kolposkopie *8* Schale zur Ablage von Instrumenten *9* und *10* Spekula (vorderes und
hinteres Blatt) *11* Kornzange, zur Aufnahme von Tupfern *12* Probeexzisions-
zange *13* Schalen für Medikamente und Gleitmittel *14* Medikamente für Lokal-
behandlung *15* Handschuhe *16* Tupfer

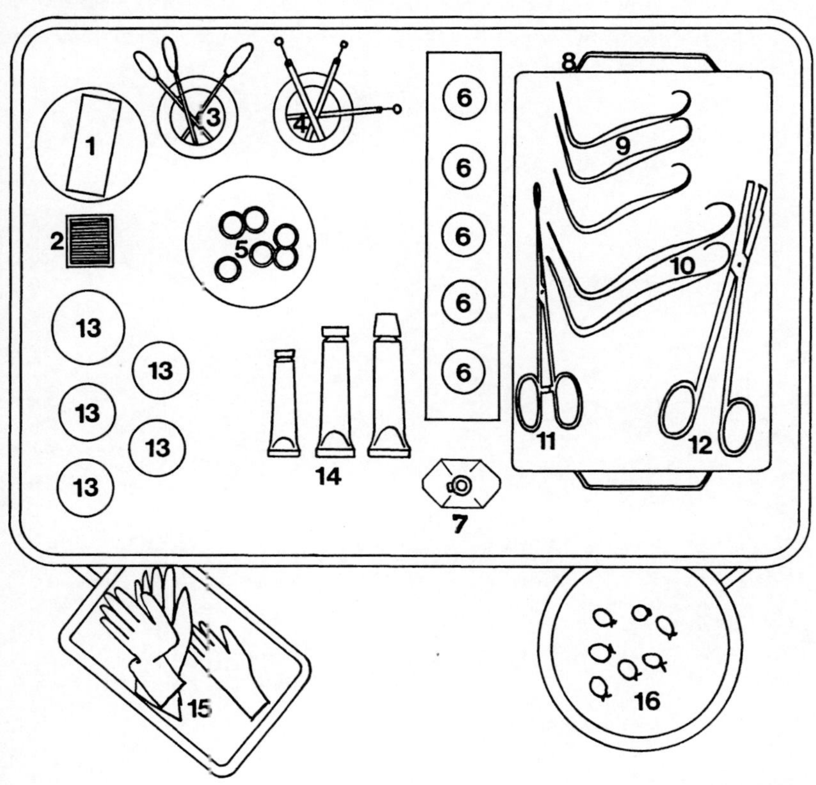

Instrumententisch

1 Glaszylinder, abgedeckt, mit $1^0/_{00}$ Sublimatlösung;
HT-Rohr für kindliche Herztöne, Beckenzirkel;

1 Bandmaß;
Ph Indikator Papier;
die gebräuchlichsten Medikamente zum Einlegen;
Desinfektionslösungen und Ätzstifte.

Auf der unteren Platte:

1 Plastikspritzflasche mit Albothyl;

15

1 Plastikspritzflasche mit 3%iger Essigsäurelösung;

1 Standglas mit Desinfektionslösung für gebogene Kornzange und lange Pinzette;

1 Standglas mit Watte;

1 Spiritusbrenner, falls kein Gasanschluß für Bunsenbrenner vorhanden ist;
Ersatzflaschen für Desinfektionslösung und Paraffinöl;
Einmalhandschuhe mit Ersatzpackung;
gegebenenfalls kann die Zellstoffunterlage für Untersuchungsstuhl auch auf dieser Platte aufbewahrt werden;

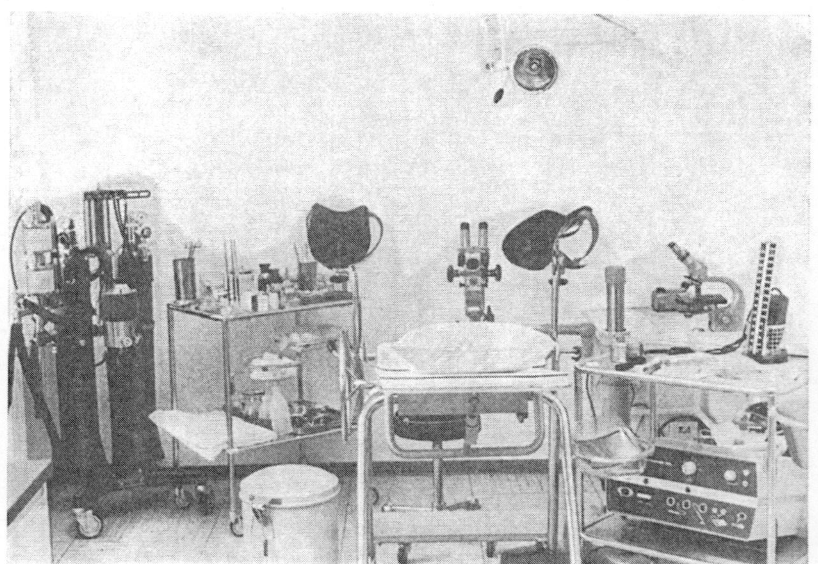

Ausrüstung zur gynäkologischen Untersuchung

1 Kolposkop;

1 Untersuchungsstuhl mit Schublade und Schale in der Schublade;

1 fahrbarer Rollhocker;
Einmalhandtücher aus Papier zur Kopfunterlage;
abgeteilte Ecke zum Umkleiden in Art einer Duschecke mit Wandhaken und Stuhl;

in dem Zimmer, in dem Narkosen gemacht werden sollen, empfiehlt es sich, eine Wasserstrahlpumpe zum Absaugen am Waschbecken anzulegen;

1 Instrumentenschrank zur Aufbewahrung der Instrumente.

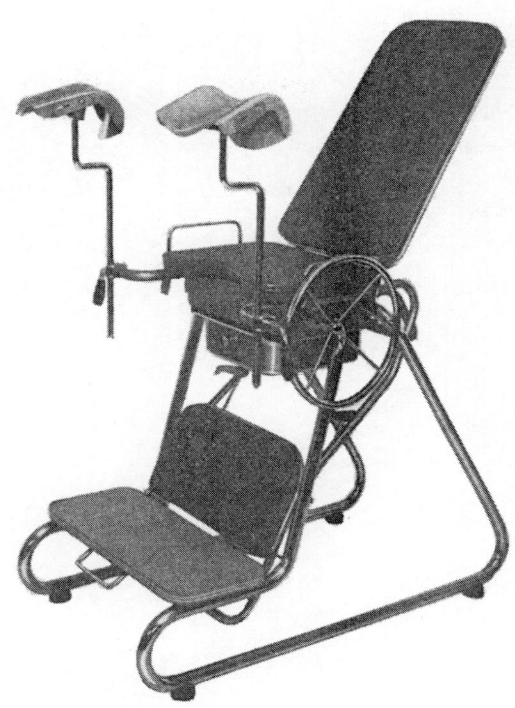

Gynäkologischer
Untersuchungsstuhl

Als Instrumente:

1 Inzisionsbesteck,

1 Präparierbesteck mit Naht;

1 Curettagensatz.
Auf einem fahrbaren Wagen, ein Elektrotom. Gleichzeitig zur Herrichtung der
sterilen Abrasionsplatte verwendbar.

1 Satz Weichgummiringe und Hodge Pessare;

1 Narkoseapparat mit Intubationsbesteck;

1 Ambubeutel mit Inkubationsbesteck;
Tamponaden in verschiedener Größe und Ausführung, sowie Nahtmaterial;

1 fahrbarer Wagen mit Spritzen, Kanülen und Instrumenten zur Blutabnahme
und Desinfektion auf der oberen Platte und mit den gebräuchlichsten Injek-
tionsampullen auf der unteren Platte.
In einem besonders abgegrenzten Notfallbesteck:
Novadral Depot, Novadral, Alupent, Spritzen, Kanülen und Kreislaufmittel.

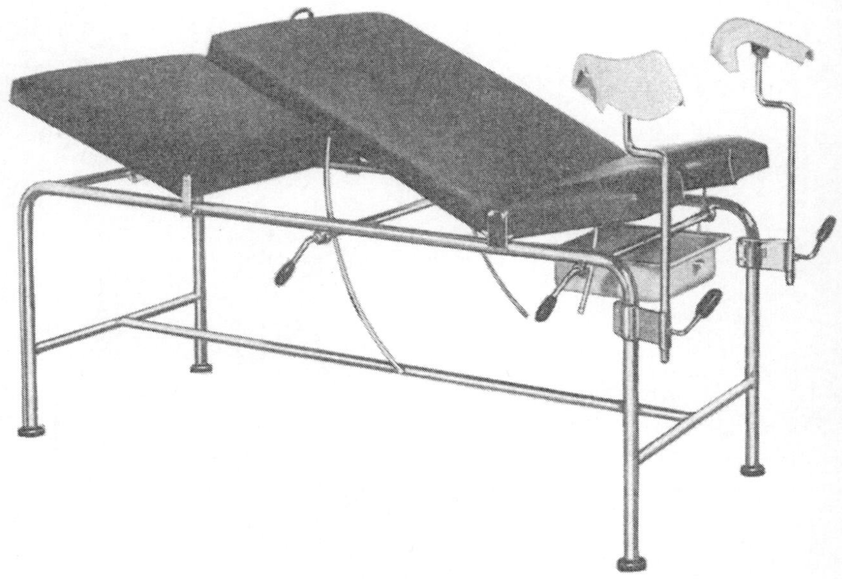

Untersuchungs-
und Behandlungsliege

Es sollte eine Schreibgelegenheit mit Kalender vorhanden sein sowie ein Blutdruckmeßgerät und eine Liege zur Untersuchung der Schwangeren.
Falls die Beleuchtung nicht durch ein Kolposkop gewährleistet ist, sollte eine bewegliche, fahrbare oder schwenkbare Leuchte vor dem Untersuchungsstuhl angebracht sein.

1 geeichte Waage zur Gewichtsbestimmung.

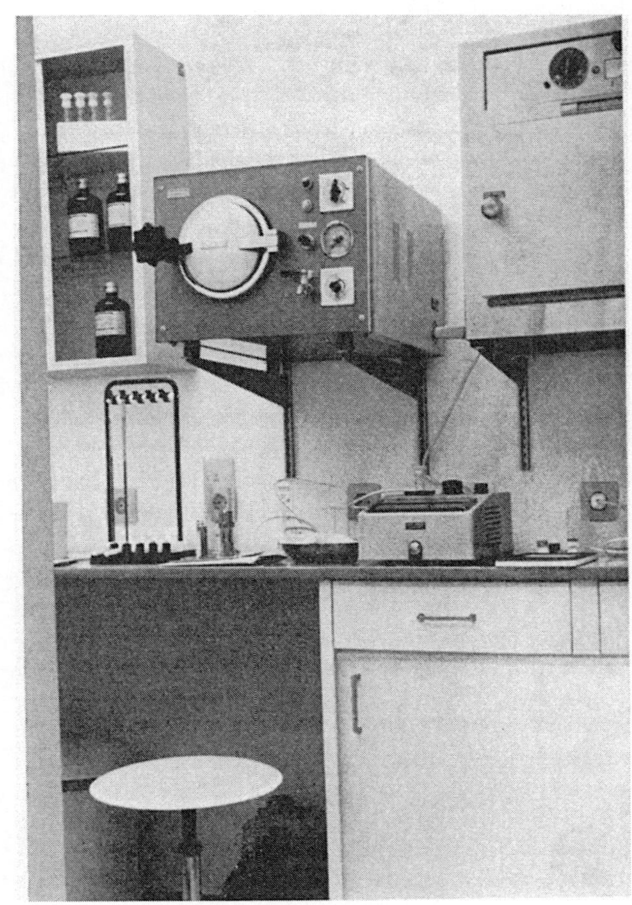

Kleine
Laboreinrichtung

Aufzeichnungen

Für die Aufzeichnung in der Sprechstunde stehen verschiedene Systeme zur Verfügung (Karten, Karteitaschen, Karteitaschen mit Überschlag, Faltblatt und ähnliches), die durchdacht und zweckmäßig sind. Grundsätzlich muß von jeder Patientin, welche die Sprechstunde aufsucht, eine Aufzeichnung angelegt werden. Uns genügt ein einfaches, etwas verstärktes Karteiblatt im Format DIN A 4, welches alphabetisch in Karteikästen abgelegt wird. Bei großen Patientenzahlen wird eine Ablage unter dem Geburtsdatum vorteilhaft sein.

Eine grundsätzliche Unterteilung in geburtshilfliche und gynäkologische Patientinnen erscheint nicht erforderlich, sie kann natürlich (gegebenenfalls durch verschiedenfarbige Reiter) getroffen werden. Patientinnen nahe vor dem errechneten Geburtstermin können aus der Kartei der Schwangerenvorsorge herausgenommen und besonders gekennzeichnet werden. Als weitere Unterlage dient der Mutterpaß, welcher der Patientin ausgehändigt wird[1]).

Wichtig erscheint außerdem, daß Kontrollfälle (z. B. zweifelhafte oder auffällige zytologische Abstriche bei der Vorsorgeuntersuchung, laufende Behandlung in kürzeren Abständen, Patientinnen aus der Karzinomnachsorge) bis zur Klärung oder endgültigen Entscheidung deutlich markiert werden (z. B. durch Kartenreiter), damit die Patientinnen bei Nachlassen des eigenen Interesses gemahnt werden können.

Dokumentation der Befunde

Die Berufsordnung verpflichtet den Arzt, wichtige Befunde und Behandlungsmaßnahmen zu dokumentieren. Ein Dokumentationszwang besteht bei den Untersuchungen nach dem Jugendarbeitsschutz-Gesetz und bei der

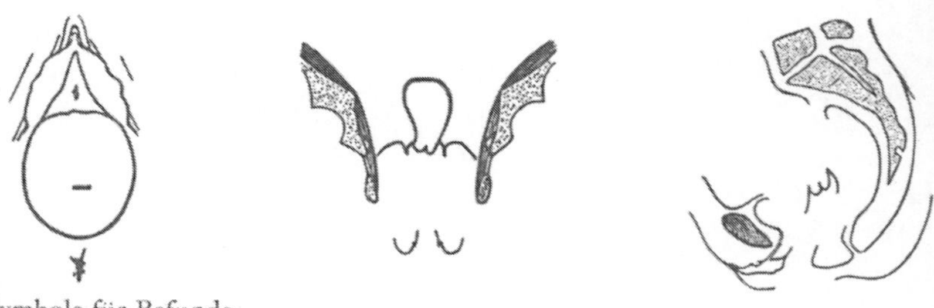

Symbole für Befunde

---

[1]) *P. Stoll:* Schwangerenvorsorge in der Praxis. J. F. Lehmanns Verlag, München 1967.

Schwangerenvorsorge (Aufzeichnung im Mutterpaß). Grundsätzlich sollte jede ärztliche Leistung nicht nur berechnet, sondern auch im Kranken- oder Ambulanzblatt aufgezeichnet sein. Die Ausführlichkeit der Aufzeichnung ist Sache des einzelnen Arztes. Wir werden bei den einzelnen Befunden Vorschläge zur Dokumentation machen, wobei wir selber gerne auf Skizzen, Symbole und Schlüsselnummern zurückgreifen.

Nebenbefunde aus anderen Fachbereichen, welche in schriftlicher Form vorliegen, sollten dem Ambulanzblatt beigefügt werden, gleichzeitig aber auch auf ihm stichwortartig vermerkt sein. Fallen zahlreiche Nebenbefunde oder ein Schriftwechsel an, so sind Karteitaschen mit Überschlag im Format DIN A 5 außerordentlich zweckmäßig, die eigene Aufzeichnung und der Krankenschein mit dem Abrechnungsschema haben ebenfalls in dieser Mappe Platz.

Untersuchungsgang

Anamnese

Angaben zur Person

Werden die Angaben zur Person von der Sprechstundenhilfe aufgenommen, so kann sicherlich in vielen Fällen die gynäkologische Eigenanamnese miterfaßt werden. Einiges aber werden die Patientinnen wohl nur ihrem Arzt, dem Arzt ihres Vertrauens, sagen wollen — und das auch nicht immer bei der ersten Konsultation.

Wir verwenden folgenden Kopf (Beispiele sind *kursiv* gesetzt):

Name	Vorname	geborene	Geburtsdatum
Beruf	Beschäftigungsstelle		Alter
Wohnung	Straße		Telefon
Name des Ehemannes			

Datum:

Menarche: Größe:

Menstruation: Gewicht:

Blutgruppe:

Fehlgeburten:

	Jahr	Schwangerschaftsmonat	Besonderheiten
I.	*1956*	*mens III*	*Adnexbeteiligung*
II.			

Geburten:

	Jahr	Länge	Ge-wicht	Ge-schlecht	Art der Entbindung	Art der Nachgeburtsperiode
I.	*1960*	*54*	*3500*	♀	*spontan*	*manuelle Lösung*
II.	*1962*	*52*	*3600*	♂	*Forceps*	*spontan*
III.						

Gynäkologische Operationen:

Andere Operationen:

Wesentliche Grundkrankheiten:

Schon bei dem ersten Kontakt mit der Patientin, die seine Hilfe in Anspruch nehmen will, wird sich der Arzt einen Eindruck von der Persönlichkeit verschaffen. Dies Erfassen der hilfesuchenden Persönlichkeit auf den ersten Blick ist ein essentieller Teil der ärztlichen Aufgabe, eben der berühmte *»ärztliche Blick«*, der den guten Arzt auszeichnet und der weder in der Vorlesung noch in der Klinik befriedigend gelehrt werden kann. Er erfordert neben menschlicher Aufgeschlossenheit und Hilfsbereitschaft eine scharfe Beobachtungsgabe, die auch scheinbar Nebensächliches zu verwerten sucht, sowie Einfühlungsvermögen und Intuition.

In folgenden Punkten sollte man sich festlegen:

a) Ist die Patientin jünger oder älter als ihrem Lebensalter entspricht (biologisches Alter). Dieser Eindruck wird durch einen Pfeil nach links oder rechts unterhalb des Lebensjahres festgehalten, also:

> **45** macht jüngeren Eindruck
> ←
>
> **45** macht älteren Eindruck
> →

b) Erscheint die Patientin körperlich vital oder verbraucht. Festzuhalten durch einen Pfeil nach oben bzw. unten vor dem Lebensalter, also:

> ↑ 45 vital
> ↓ 45 nicht vital

c) Erscheint die Patientin seelisch intakt oder gebrochen (depressiv, euphorisch, überspielend, in der Persönlichkeit gespalten usw.). Festzuhalten durch einen Pfeil im Uhrzeigersinn, also:

> (45) intakt

und im Gegenuhrzeigersinn:

> (45) nicht intakt (Problempatientin)

Diese Zuordnung, entsprechend der Beobachtung und der Summe der ärztlichen Erfahrung, ist naturwissenschaftlich nicht ohne weiteres zu begründen, jedoch für die Beratung und die therapeutische Entscheidung oftmals von großer Bedeutung. Überschreitet das biologische Alter das effektive Lebensalter bedeutend, dann wird man bei der Indikationsstellung zu operativen Eingriffen nicht vitaler Genese zurückhaltender sein müssen, als wenn die Patientin in altersgemäßer Übereinstimmung einen guten Gesamteindruck bietet oder sogar jünger wirkt. Bei positivem Gesamteindruck ist der Wille zur Gesundung vorauszusetzen. Bei Patientinnen, die man als seelisch nicht intakt ansehen muß, sind die Angaben über die Beschwerden nur schwer zu verwerten und erlangen ihre Bedeutung nur in Zusammenhang mit dem gynäkologischen Organbefund. Sieht man dagegen die

Patientin als seelisch intakt an, dann fällt es leichter, die geklagten Beschwerden zu glauben, auch wenn sich nicht sofort ein entsprechendes Substrat dafür findet. Dieser Patientin kann man auch ohne Bedenken eine Retroflexio uteri erklären und ihr die Bedeutungslosigkeit dieses Befundes auseinandersetzen. Dagegen wird eine labile Patientin leicht bereit sein, eines oder einige ihrer vielseitigen Beschwerden nun auf die sogenannte »Gebärmutterknickung« zu verlagern. In solchen Fällen ist es sicherlich besser, den Nebenbefund überhaupt nicht zu erwähnen, auch wenn man dabei das Risiko eingeht, daß ein nachuntersuchender Arzt anders verfährt.

Eigenanamnese

Bei der Erhebung der Eigenanamnese beginnt man zweckmäßigerweise mit der Frage nach der kausalen Situation, die zum Arzt führte:

> Was haben Sie für Beschwerden?
> Welche Sorgen führen Sie jetzt zu mir?
> Was kann ich für Sie tun?

Wir bevorzugen es, mit diesen ungezielten Fragen die Patientin zu ermuntern, ihre Beschwerden und Sorgen mit ihren eigenen Worten vorzutragen. Sie soll das Gefühl gewinnen, einen verständnisvollen Zuhörer zu haben, der ihre Klagen wichtig nimmt. Aus der Art der Schilderung kann der erfahrene Arzt bereits wesentliche Schlüsse ziehen:

> Wie ist die subjektive Einstellung der Patientin zu ihren Beschwerden?

Es ist die ärztliche Kunst, bei einer ins Uferlose gehenden Schilderung durch gezielte Zwischenfragen die wichtigsten Fakten herauszuholen. Derartige Fragen lassen sich gut zwanglos in den Untersuchungsgang einschieben.

Blutungsanamnese

Menarche

> Erste Blutung gewöhnlich mit 12 Jahren.

Geographische Unterschiede.
Familiäre Unterschiede.
In den letzten Jahrzehnten Akzeleration.
Normalerweise Einspielen eines regelmäßigen Zyklus innerhalb eines Jahres.

> Menstruatio praecox: verfrüht, vor dem 11. Lebensjahr.

Hinweis auf Pubertas praecox.

24

Andere Zeichen: vorzeitige Entwicklung der Mamma, auffallend frühe Schambehaarung, Körpergröße über Durchschnitt.
Hinweis auf hormonbildenden Ovarialtumor oder zerebrale Fehlsteuerung.
In der weiteren Entwicklung häufig Einspielen der endokrinen Verhältnisse über einen längeren Zeitraum, gelegentlich früheres Eintreten in das Klimakterium.
Gelegentlich psychische Konfliktsituationen nachfolgend.

| Menstruatio tarda: verspätet, nach dem 14. Lebensjahr.

Gelegentlich Hinweis auf eine lebenslange genitale Unterfunktion.
Andere Zeichen: Hypoplasie, Muldendamm, spitzwinklige Anteflexio des Uterus.
In der weiteren Entwicklung verzögertes Einspielen des Zyklus, Zyklusanomalien, Fertilitätseinschränkung, zu Konfliktsituationen im Sexualleben neigend.

| Primäre Amenorrhoe: keine Blutung bis zum 18. Lebensjahr.

Hinweis auf anatomische Mißbildung und/oder stärkere hormonale Ausfälle.
Periphere Ursachen: Genitale Mißbildung.
Zentrale Ursachen: Übergeordnete endokrine Störungen, Hirntumor, psychische Erkrankungen, psychosomatischer Dauerstress.

Menstruation

| Man sucht durch folgende Fragen den Typ der Blutung festzustellen, um ihn dann einem der folgenden Typen zuzuordnen.

regelmäßig   ja/nein
Zyklusdauer   (27) 28 (29)   ja/nein
kürzer   25—27
länger   29—31
kürzer als   25
länger als   31
schwach   ja/nein   weniger als 3 Vorlagen pro die
mittel   ja/nein
stark   ja/nein   mehr   als 8 Vorlagen pro die
Dysmenorrhoe   ja/nein   welche Stärke

Eumenorrhoe

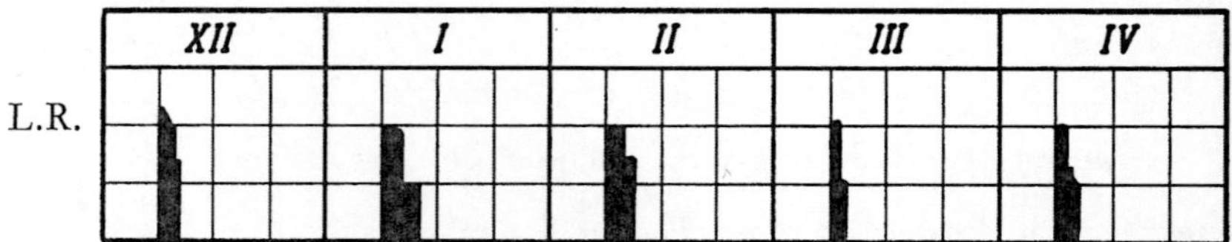

Durchweg Ausdruck einer regelrechten Ovarialfunktion (biphasischer Zyklus), nur selten auch bei monophasischen Zyklen.

Blutungsstörungen

Tempoanomalie

Oligomenorrhoe

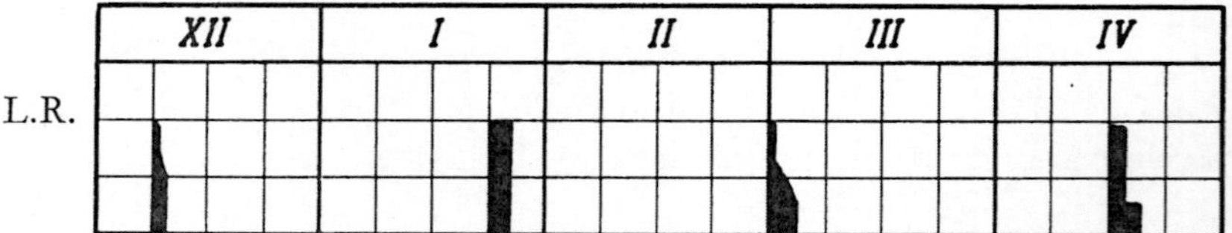

biphasisch: Verlängerung der Follikelreifung
monophasisch, anovulatorisch (kein Follikelsprung, funktionelle Sterilität)
Unterscheidung durch Basaltemperaturmessung, zytodiagnostisch oder histologisch.

Polymenorrhoe

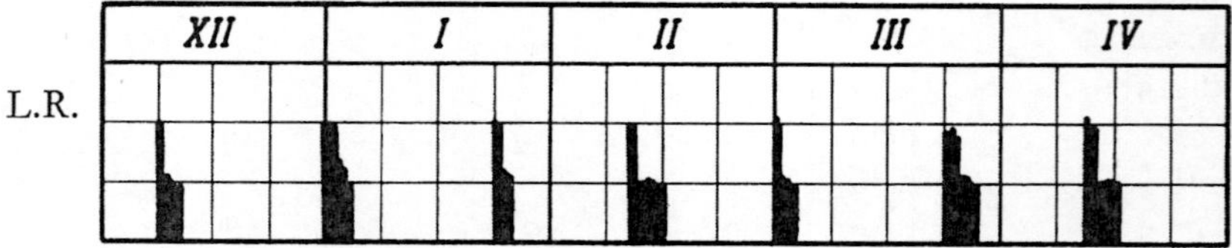

biphasisch: Verkürzung der Follikelreifung
biphasisch: Verkürzung der Corpus-luteum-Phase
monophasisch: funktionelle Sterilität
Unterscheidung durch Messung der Basaltemperatur, zytodiagnostisch

26

Hypomenorrhoe

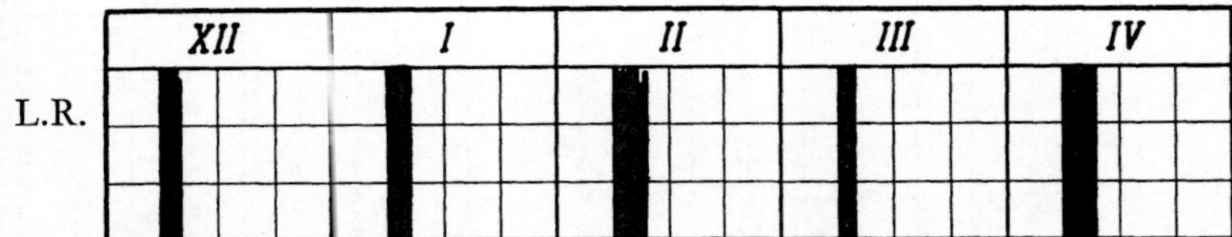

organisch: Schädigung des Endometriums (nach Kurettage, Abortausräumung, chemisch, bei artefiziellen Aborten)

endokrin: Pubertät, Menarche, Klimakterium, Dysfunktion nicht genitaler, endokriner Organe und bei Adipositas

exogen: chronischer Stress, Kachexie, psychische Insulte

Hypermenorrhoe

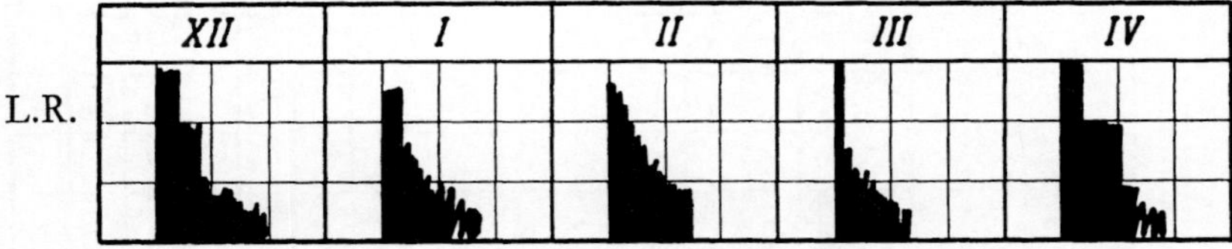

organisch: Uterus myomatosus, hypoplastischer Uterus, Korpuspolyp, Durchblutungsstörung (Verlagerung des Uterus, Entzündung in der Umgebung), Gerinnungsstörung, Hochdruck

funktionell: unregelmäßige, menstruelle Abstoßung, anovula-
(dysfunktionell)   torische Blutung

Menorrhagie

organisch: Uterus myomatosus, bes. submuköses Myom, Korpuspolyp
funktionell: Follikelpersistenz, anovulatorische Blutung

Zusatzblutung

(zusätzliche, zur regelrecht abgelaufenen Menstruation auftretende Blutung)

Vorblutung

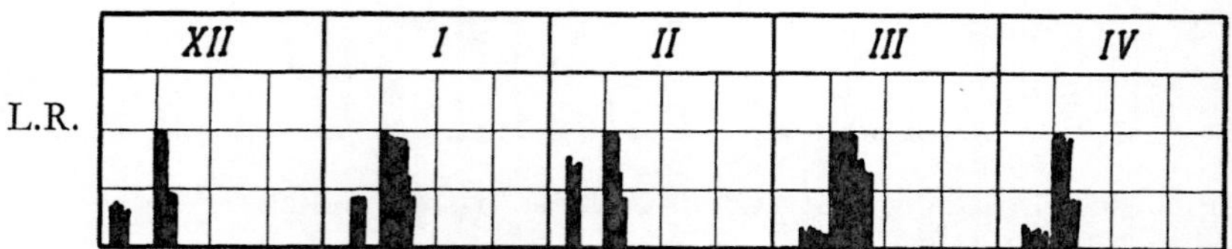

prämenstruell bis zu 10 Tagen: Schmierblutung
funktionell: Insuffizienz der Sekretionsphase
organisch: Korpuspolyp

Nachblutung

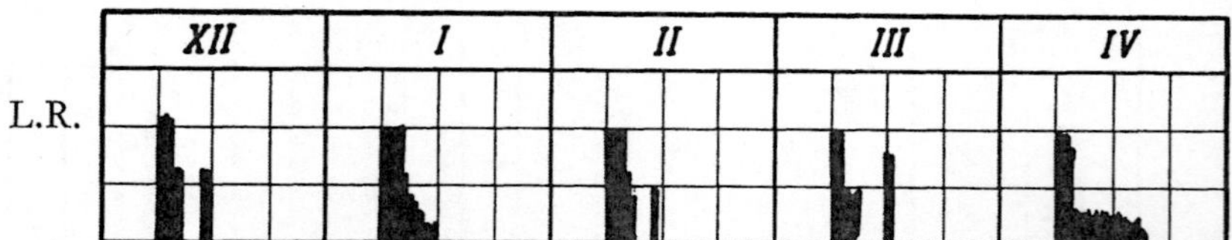

postmentruell

funktionell: verzögertes Anlaufen der Östrogenproduktion
organisch: Korpuspolyp, auch bei submukösem Myom; verlängerte Menstruation geht über in Schmierblutungen und sanguinolenten Fluor (typisch für Endometritis)

Mittelblutung

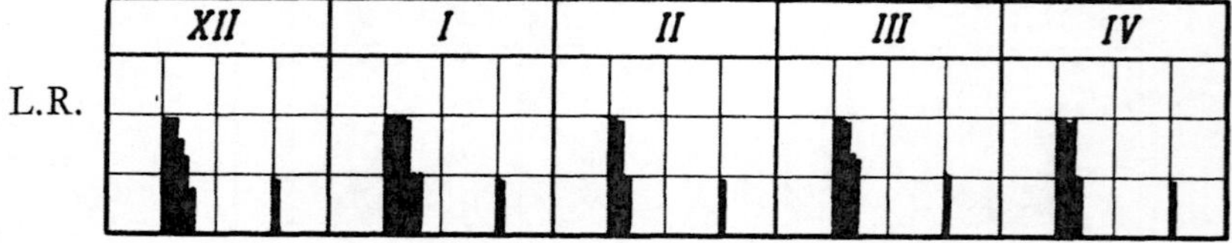

Ovulationsblutung in der Mitte des Zyklus, zur Zeit der Ovulation evtl. zusammen mit einem Mittelschmerz (kein Krankheitswert)

28

Metrorrhagie

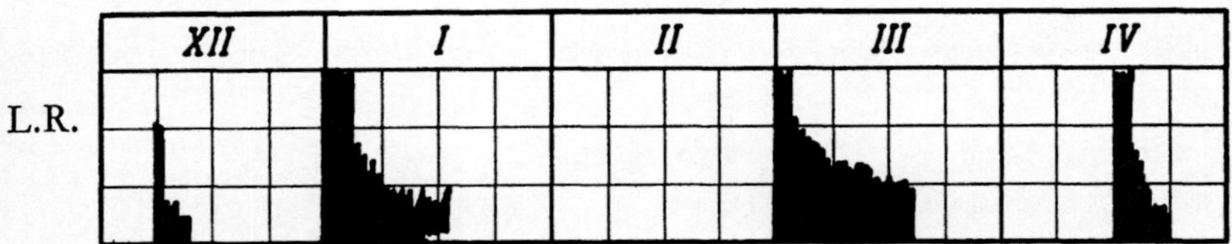

Metrorrhagien sind Blutungen, die unabhängig vom Zyklusgeschehen ablaufen; sie kommen als Kontaktblutungen, bei der Defäkation, bei der Miktion oder unabhängig von diesen Zusammenhängen vor, sind vor allem organisch bedingt und stets verdächtig auf klinisch manifeste Karzinome

Dauerblutung

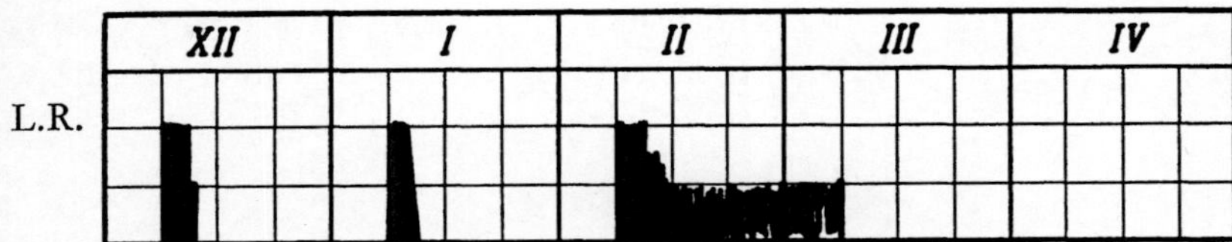

Häufig nach Amenorrhoe, Dysfunktionen bei Follikelpersistenz (vorwiegend zu Beginn und zum Ende der Geschlechtsreife
Abortblutung
Auch verdächtig auf Neoplasma

Amenorrhoe

Primäre Amenorrhoe:	Keine Uterusblutungen, obwohl das 18. Lebensjahr überschritten ist.
Sekundäre Amenorrhoe:	(vor allem im Anschluß an Aborte oder Geburten)
physiologisch: (funktionell)	Schwangerschaft.
lokale Ursachen: (Uterus)	Zerstörung des Endometriums bei Tuberkulose, schwerer Endometriose, nach Abrasiones post partum und post abortum.
symptomatisch: (endokrin)	Bei Nebennierenrindentumoren, Cushing-Addison, bei adrenogenitalem Syndrom.
dysfunktionell:	Ovariogen (polyzystische Ovarien, Stein-Leventhal, hypoplastische Ovarien). hypothalamisch, reaktiv, psychogen, idiopathisch (Morbus Sheehan und Tumor der Hypophyse).

Übersichtstabelle zum Symptom Blutung

Das Lebensalter und die genau erhobene Blutungsanamnese gestatten in vielen Fällen bereits einen deutlichen Hinweis auf die zugrunde liegende Störung

Alter	Unerwartete Blutung nach außen ist in absteigender Häufigkeit bedingt durch				Diagnostische Klärung
Neugeborenes	hormonal	traumatisch (z. B. nach Steißlagen-Geburt)			Inspektion Zytologie
Kleinkind	traumatisch (Fremdkörper)	neoplastisch (Sarkoma botryoides)			Inspektion Rektale Untersuchung Einstellung mit Nasenspekulum, evtl. Probeentnahme
Mädchen präpubertal	hormonal (Pub. praecox)	traumatisch Fremdkörper	Entzündung		Allgemeinuntersuchung Inspektion Rektale Untersuchung Zytologie
Menarchealter	hormonal (ov. Dysfunktion)	traumatisch Fremdkörper	Entzündung		s. o.
Jugendlich postpubertal	hormonal (ov. Dysfunktion)	Fehlgeburt			s. o. evtl. Schwangerschaftsreaktion
Geschlechtsreife	Fehlgeburt	hormonal	Neoplasma		s. o.
späte Geschlechtsreife	Kollum-Neoplasma	Fehlgeburt	hormonal		Inspektion Zytologie
Klimakterium (Prämenopause)	Kollum-Neoplasma	hormonal (Follikelpersistenz)	Entzündung Korpusneoplasma		evtl. Histologie
Postmenopause	Neoplasma colli oder corporis	Entzündung	Hochdruck Trauma		Allgem. Untersuchung s. o. dazu Abrasio
Senium	Neoplasma corporis oder colli	Hochdruck	Trauma Entzündung		s. o.

Untersuchung des Genitale

Vorbemerkung

Für viele Patientinnen bedeutet der Gang zum Frauenarzt — insbesondere das erste Mal — eine Überwindung. Die Anwesenheit einer dritten Person bei der gynäkologischen Untersuchung wird von der Patientin durchweg als angenehm empfunden. Die Sprechstundenhilfe oder Schwester ist der Patientin notfalls beim Auskleiden behilflich, führt Nebenuntersuchungen durch (Urin, Blutdruck, Größe, Gewicht) und leistet dem Arzt Handreichungen. Ihre Tätigkeit ist geeignet, die Atmosphäre im Untersuchungszimmer zu versachlichen, in Einzelfällen wird sie zum wichtigen Zeugen der Untersuchung.

Die Anordnung der Untersuchungsräume richtet sich nach den Erfordernissen der Praxis. Die Besprechung mit der Patientin vor und nach der Untersuchung kann im Untersuchungszimmer, aber auch in einem eigens dafür vorhandenen Sprechzimmer stattfinden. In besonderen Fällen, etwa bei der Hinzuziehung des Ehemannes zur Besprechung, ist das letztere günstig. Wir selbst führen die Besprechung an einem Schreibtisch im Untersuchungszimmer durch und benutzen das Sprechzimmer nur für ausführliche Gespräche.

Wichtig erscheint bei gynäkologischen Untersuchungen

Die Durchführung der Untersuchung in einem geschlossenen und nicht nur durch Vorhänge abgeteilten Raum.

Das Vorhandensein einer Auskleidekabine mit Kleiderhaken und Spiegel, sowie ausreichende Beleuchtung.

Die Nähe einer nur für Patientinnen bestimmten Toilette.

Lagerung

Der gynäkologische Untersuchungsstuhl soll eine bequeme Lagerung (Steinschnittlage) ermöglichen, wobei die Lendenlordose ausgeglichen, der Oberkörper etwas erhöht liegen und beide Füße einen festen Halt bekommen sollen, so daß die Knie gut abgespreizt werden können.

Der Stuhl soll so aufgestellt sein, daß eine bequeme Zugänglichkeit von beiden Seiten und vom Fußende her möglich ist. Dabei soll jedoch der Patientin durch seitliche Blenden das Gefühl einer gewissen Abgeschlossenheit und Sicherheit vermittelt werden.

Nachdem die Patientin auf dem Sitz des Untersuchungsstuhles Platz genommen hat, sind ihr von beiden Seiten her der Arzt und die Sprechstundenhilfe bei der Umlagerung behilflich. Durch diese Hilfeleistung wird das persönliche Bemühen des Arztes zum Ausdruck gebracht. Bei den mechanisch umkippbaren Stühlen fällt dieses Moment weg. Wir selbst bevorzugen daher ein einfaches Modell mit einer bei jeder Untersuchung auswechselbaren Kreppapierunterlage. Der untersuchende Arzt bleibt zunächst auf der rechten Seite, von wo aus er behilflich war, stehen und besichtigt das Abdomen. Er registriert den Zustand der Bauchdecken, etwa vorhandene Operationsnarben, Behaarungstyp etc. Dabei wird die Unterhaltung mit der Patientin in legerer Weise fortgesetzt. Es folgt die Palpation des Abdomens mit beiden Händen (intraabdomineller Tumor, Resistenz, Leber, Milz, Zustand der Bauchmuskulatur, evtl. Bruchpforten) und die Palpation der Nierenlager. Abschließend werden die Leistenlymphknoten palpiert.
Erst nachdem durch das bisherige Vorgehen ein erstes Vertrauen der Patientin zum untersuchenden Arzt erreicht wurde, verläßt der Arzt die rechte Seite und nimmt auf einem Drehschemel am Fußteil des Untersuchungsstuhles Platz, um mit der gynäkologischen Untersuchung zu beginnen.

Inspektion der Vulva

Die Besichtigung der Vulva erfaßt:

a) anatomische Veränderungen des Scheideneinganges und seiner Umgebung, einschließlich Narbenbildung und Besichtigung des Anus.

b) Tumorbildung des äußeren Genitales.

c) Hautveränderungen
entzündlich,
degenerativ,
dysplastisch.

Übersicht

Kindheit und Präpubertät	Geschlechtsreife	Senium
a) Aplasie Hymenalschluß	mangelhafter Verschluß Zustand nach Episiotomie oder Dammriß Hämorrh. Knoten, Fiss. ani	Fisteln Schrumpfung Stenose
b) Hämatom, traumatisch Teratom, Melanoblastom	Ödem, Varikosis, Bartholinische Zyste, Urethralzyste, Retentionszysten der Schweiß- oder Talgdrüsen (Atherome), Dermoidzysten, Hymenalzysten vom Gartner-Gang ausgehend, Fibrome, Myome, Lipome, Myxome, Lymphangiome, Hämangiome, Chondrome, Endometrioseherde, Condylomata accuminata (Feigwarzen)	Leistenbrüche (Hydrocele muliebris), Urethralpolyp, Vulva-Karzinom
c) Vulvo vaginitis infantum, Lokalisation akuter Infektionskrankheiten an der Vulva (Diphtherie, Erysipel)	unspezifische Vulvitis, parasitäre Vulvitis (Trichomonaden, Soor, Oxyuren, Aktinomykose, Filzläuse), Entzündung der Bartholinischen Drüse, Dermatosen der Vulva (Folliculitis, Furunkulose, Herpes), spezifische und unspezifische Ulzerationen, venerische Infektionen (Ulcus molle, Ulcus durum, Condylomata lata, GO, Lymphogranuloma inguinale), Tbc der Vulva	degenerative Atrophie der Haut, sekundäre Vulvitis bei primärem Pruritus, Leukoplakie, Kraurosis, Dysplasie, Ca-in-situ, Morbus-Bowen, Paget, Vulva-Karzinom

Beispiel: Aplasie bei Neugeborenen
Aplasie der Harnröhrenmündung: kein Urinabgang (operative Plastik).
Aplasie der Darmöffnung: kein Stuhl (operative Plastik).
Aplasie der Vagina total oder partiell häufig erst im Beginn der Geschlechtsreife diagnostiziert: keine Menstruation. Bei Hymenalverschluß Ausbildung
einer Hämatokolpos mit Vorwölbung der Hymenalplatte: rektale Untersuchung: weicher Tumor.

Beispiel: Hämatom der Vulva
traumatisch nach Sturz oder Schlag, starke schmerzhafte Anschwellung,
Lividität, gelegentlich Spontanperforation.

Beispiel: Urethralpolyp
Schleimhautpolyp an der Urethralöffnung, gelegentlich blutend.
Im Senium durch Schrumpfung der Vaginalwand; Ektropionierung der
Urethralöffnung.

Beispiel: Varikosis
Venenkonvolut, bläulich durchschimmernd.

Beispiel: Bartholinischer Abszeß
Verklebung der Mündung und Eiteransammlung im Ausführungsgang der
Drüse: Pseudoabszeß = Empyem. Meist einseitige schmerzhafte bis tauben-
eigroße Vorwölbung im hinteren Drittel der großen und kleinen Labie,
Haut und Schleimhaut darüber gerötet.

Beispiel: Leukoplakie
Vorwiegend bei älteren Frauen nach der Menopause, kleinere oder größere
perlmuttartige weißliche Flecken an der vorderen und hinteren Kommissur,
den Innenflächen der Schamlippen, der Klitoris, seltener am Damm und
in der Umgebung des Afters. Infolge Juckreiz: Kratzeffekte und sekundäre
Vulvitis.

Beispiel: Kraurosis vulvae
Auftreten fast nur im Senium infolge Östrogenmangel: Schrumpfung aller
Teile der Haut, Schwinden des Fettgewebes und der elastischen Fasern,
Einengung des Introitus. Die Vulvahaut sieht bläulich und glänzend,
trocken und pergamentartig aus, Scheideneingang oft nur noch eine flache,
ovale, scharfkantige Öffnung. Brüchig und rissig werdende Haut: sekundäre Vulvitis.

Inspektion der Vagina

Nach Besichtigung der Vulva wird die Vagina vorsichtig mit Spekula eingestellt, in ihrer ganzen Länge entfaltet und durch Hin- und Herbewegen der Spekula in allen Abschnitten inspiziert. Wir verwenden hierzu ein hinteres Rinnen- und ein vorderes gerades Metallspekulum. Das vordere Blatt wird später von der Sprechstundenhilfe übernommen, so daß der Untersucher die rechte Hand (zum Betupfen, Auswischen, für die Entnahme von Abstrichen) freihält. Bei Kindern wird ein Nasenspekulum benutzt.

Festzustellen sind:

a) anatomische Veränderungen der Scheide, einschließlich Verlagerungen und Narbenbildungen.

b) Tumorbildungen der Vaginalwand.

c) Schleimhautveränderungen
   entzündlich,
   degenerativ,
   dysplastisch.

Übersicht

Kindheit und Präpubertät	Geschlechtsreife	Senium
a) Aplasie, Hypoplasie, Verschluß, Hymen mikroperforatus, Doppelbildung und Spangen, Fremdkörper durch Spielen oder Masturbation in die Vagina gelangt	Frischer Vaginalriß, traumatisch, Narbenbildung nach Verletzung oder Geburt, Verlagerung der Vagina durch benachbarten Tumor im kleinen Becken, Descensus der vorderen und hinteren Vaginalwand, Urethro-Cysto-Rectocele	Fistelbildung, Urin- oder Kotfisteln bei Karzinom, nach OP oder Bestrahlung, Stenosen, senile Schrumpfung, besonders am Scheideneingang (Cirrhosis anularis subhymenalis) und im Scheidengewölbe (Kraurosis fornicis)
b) Sarkom, Teratom	Retentionszysten (Gartner-Gang), Fibrome, Myome, Endometrioseherde	Vaginal-Karzinom knotig infiltrierend oder flächenhaft ulzerierend
c) Infolge Östrogenmangel Vulva-	Durch exogene (chemisch, mechanisch, medikamentös)	Senil atrophische Kolpitis infolge

vaginitis infantum und Vaginitis, bei asthenischen Mädchen und Frauen mit gleichzeitiger Hypoplasie des äußeren und inneren Genitale. Lokalisation akuter Infektionskrankheiten in der Scheide: Diphtherie (festhaftende Beläge), Typhus, Scharlach. Cholera, Windpocken, Angina, Grippe

oder endogene (Östrogenmangel, Diabetes mellitus, Anämie, Psyche) Einflüsse kommt es zur Zerstörung der physiologischen Döderlein-Flora und anschließend zur Besiedelung mit pathogenen Außenkeimen, Trichomonaden, Soor (Soorasen leicht ablösbar), Kolpitis simplex: Schwellungen, diffuse Rötung der Scheidenhaut und des Introitus, Kolpitis granularis: bis hirsekorngroße, rotbraune Erhabenheiten, reibeisenartige Beschaffenheit der Vaginalwand. Ulzeration der Scheide: Tbc, Lues, Urämie.

Östrogenmangel nach der Menopause sowie nach operativer oder röntgenologischer Ausschaltung der Ovarien: Scheidenhaut atrophisch, gerötet mit punktförmigen subepithelialen Blutungen und kleinen Erosionen. Karzinomatöse Ulzera, Ulzera bei Prolaps, Druck-Ulkus bei Pessarträgerinnen. Strahlengeschwüre. Dysplasie, Leukoplakie, Carcinoma-in-situ, Vaginal-Karzinom

Beispiele für Erkrankungen der Vagina

Beispiel: Aplasie der Vagina:
Bei unauffälligem äußerem Genitale endet die Scheide nach 4—5 cm blind. Primäre Amenorrhoe. Oft erst entdeckt durch Erschwerung oder Unmöglichkeit der Kohabitation.

Beispiel: Descensus
Vorwölbung der vorderen und hinteren Vaginalwand, besonders deutlich nach Aufforderung zum Pressen. Bei Pessarträgerinnen oft Druck-Ulkus im Scheidengewölbe.

Beispiel: Gartner-Gang-Zyste
Taubeneigroße, glattwandige Zystische, schmerzlose Vorwölbung im oberen Drittel der seitlichen Vaginalwand.

Beispiel: Exogen bedingte Kolpitis:
Durch häufige Scheidenspülungen entstanden, diffuse Rötung und samtartige Schwellung der Scheidenhaut. Im Frischpräparat Fehlen der Döderlein-Stäbchen, Mischflora, starke Verunreinigung, Trichomonaden.

Beispiel: senil-atrophische Kolpitis
Scheidenhaut atrophisch, hämorrhagische Entzündung, meist gleichzeitig Scheideneingang und Scheidengewölbe geschrumpft.

Die Inspektion der Oberfläche wird ergänzt durch die nachfolgende kolposkopische Betrachtung, die auf umgrenzte Bezirke eingestellt werden kann (lokalisierte Aufsicht bei optimaler Beleuchtung und Vergrößerung von 6- bis 40fach), sowie durch die Beurteilung eines Frischpräparates (in 0,9%-iger NaCl-Lösung) unter dem Phasenkontrastmikroskop und die zytologische Untersuchung des Vaginalabstrichs (Mikroskopische Betrachtung abgeschilferter Zellen). Anatomische Veränderungen einschließlich Tumoren werden bei der nachfolgenden bimanuellen Palpation besonders sorgfältig abgetastet, lokalisiert, hinsichtlich ihrer Größe, Form, Konsistenz, Mobilität und Ausbreitung beurteilt.

Inspektion der Portio

Nach Besichtigung der Vaginalwände erfolgt unmittelbar die Inspektion der Portio, wobei für eine gute Ausleuchtung Sorge zu tragen ist (Zusatzlampe, Stirnlampe, Kolposkop als Beleuchtungsquelle).

Festzustellen sind

a) anatomische Veränderungen, wie Richtung der Portio in das vordere oder hintere Vaginalgewölbe, Form der Portio und des Muttermundes einschließlich seitlicher Einrisse, Doppelbildung, Fisteln.

b) Tumorbildung der Portio oder aus dem Zervikalkanal.

c) Schleimhautveränderungen
   Entzündung,
   Erythroplakie,
   Leukoplakie,
   Neoplasma.

Übersicht

Kindheit und Pubertät	Geschlechtsreife	Senium
a) Aplasie, Hypoplasie, Doppelbildung	Anteflexio (die Portio sieht nach hinten) Retroflexio (nach vorn) seitwärts verdrängt durch einen Tumor im kleinen Becken, Muttermund grübchenförmig oder quer gespalten, CK geschlossen, klaffend,	Atrophie

Muttermundeinrisse, Emmetrisse,
Laquearfistel, Deszensus, Elongatio.
Schleimpfropf im CK? Blutung
aus dem CK? Eitrige Sekretion aus
dem CK?

b) Gartner-Gang-Zyste in der seitlichen Kollumwand, Teratom, Sarkom — Ovula Nabothii, gestieltes Myom, Fibrom, Sarcoma botryoides, Endometrioseherde, Kollum-Karzinom (ulzerierend oder exophytisch) — Zervix-Polyp, Portio-Polyp

c) Fischelsches Ektropium — Erythroplakie, Leukoplakie, Lazerationsektropium der hinteren Muttermundslippe, Ulkus, Karzinom — Leukoplakie, Exophyt, Ulkus, Karzinom

Der Inspektionsbefund der Portio wird obligatorisch ergänzt durch die nachfolgende kolposkopische Betrachtung und die zytologische Untersuchung des Direktabstriches. *Diese erweiterte Untersuchung ist conditio sine qua non der Karzinomfrühdiagnose, und ihre Unterlassung kann so schwerwiegende Folgen wie die Verschleppung eines Kleinstkarzinoms haben.*
Für die Bedeutung der Inspektion der Portio bei guter Beleuchtung in der Karzinomsuche sprechen folgende Zahlen:

			Karzinom	mit Suchmethoden entdeckt
	Inspektion: Portio glatt	13450	10	1 : 1345
	Inspektion: Portio-Erythroplakie	2954	56	1 : 53
	Inspektion: Portiokarzinom	345	345	—
		16749	411	

Frequenz des Kollumkarzinoms: 16749 Patienten (1951 bis 1954), Poliklinik der UFK Heidelberg.

39

Abstrichentnahme, Zytologie

A. *Entnahme eines Frischpräparates von Vaginalsekret*

Erforderlich: Platinöse (ausgeglüht), Objektträger mit einem Tropfen Kochsalzlösung, Deckgläschen.

Vorgehen: Einstellung des oberen Vaginaldrittels: Entnahme einer Sekretprobe von der seitlichen Vaginalwand. Austupfen der Öse in den Kochsalztropfen auf dem Objektträger. Abdecken mit dem Deckgläschen (Schwester). Einlegen in den Objekttisch des Mikroskops.

Beurteilung nach Abschluß der Untersuchung (siehe S. 66):

a) Vaginalflora,

b) Funktionszustand des Vaginalepithels nach den Kriterien von *Papanicolaou*,

c) Erythrozyten und Leukozyten,

d) Suche nach auffälligen Zellen.

B. *Entnahme eines Vaginal-, Portio- und Endozervikalabstrichs mit einem Watteträger zur Untersuchung im Laboratorium*

Erforderlich: Watteträger, Objektglas, Fixierlösung im Gläschen oder als Spray.

Vorgehen:

V: *Vagina* (indirekter Abstrich)
Abstrich aus dem oberen seitlichen Vaginalgewölbe für die Funktionsdiagnose (kann wegfallen, wenn diese [s. o.] im Phasenkontrastmikroskop erfolgt).

P: *Portio* (direkter Abstrich)
Zartes Abstreichen von Zellmaterial von der Portiooberfläche.

E: *Endozervix*
Entnahme von endozervikalem Zellmaterial durch leichtes Drehen des Watteträgers im Zervikalkanal.

Die Abstriche P und E können mit dem gleichen Watteträger entnommen werden (bei wissenschaftlichen Untersuchungen getrennte Watteträger):

> Abrollen des Watteträgers auf dem Objektträger nebeneinander: V, P und E.
> Sofortige Fixierung des Objektträgers in Äther-Alkohol oder Besprühen mit dem Fixierspray.
> Übersendung an das Laboratorium.

Erst dann geht man zur kolposkopischen Untersuchung der Portiooberfläche über.

Die zytologische Untersuchung in der Gynäkologie hat drei Aufgabenbereiche:

a) Bestimmung des Zyklus im Sinne einer Funktionsdiagnose.

b) Bestimmung der Vaginalflora

c) Vorsorgeuntersuchung zur Karzinom-Früherfassung.

Die Untersuchung einer Vaginalsekretprobe soll deshalb grundsätzlich folgende Fragen beantworten:

1. Wie ist die Zykluslage?

2. Wie ist die bakterielle Flora?

3. Besteht eine gutartige lokale Veränderung?

4. Besteht Verdacht auf ein Karzinom?

Bei sachgerechter Beantwortung dieser vier Fragen erhält der einsendende Arzt ein Untersuchungsergebnis, das folgendermaßen verwertbar ist:

1. Auf Grund der Funktionsdiagnose kann er den vorliegenden Zyklus bzw. eine Zyklusstörung genauer erkennen und evtl. eine gezielte Hormonbehandlung einleiten.

2. Die Auskunft über die bakterielle Flora gibt dem Arzt einen sicheren Anhaltspunkt für eine gezielte Behandlung des Fluors. In der zytologischen Beantwortung dieser Fragestellung ist enthalten:
   regelrechte Döderlein-Flora,
   Mischflora,
   Trichomonaden,
   Pilze (Candida albicans),
   Hämophilus vaginalis.

3. Das Vorhandensein gutartiger Zellen aus einem lokalen Prozeß weist auf Veränderungen an der Portio hin (makroskopisch: Erythroplakie; kolposkopisch: Ektopie, Umwandlung, atypische Umwandlungszone usw.). Diese Veränderungen bedürfen einer konservativen Behandlung, sie sind der Therapie in der Sprechstunde jedoch zugängig.

4. Das Auftreten atypischer Zellen erweckt den Verdacht auf das Vorliegen eines Karzinoms, in diesem Falle ist die klinische Aufnahme zur Abklärung und Behandlung erforderlich.

Zeiss Standard-Mikroskop WL

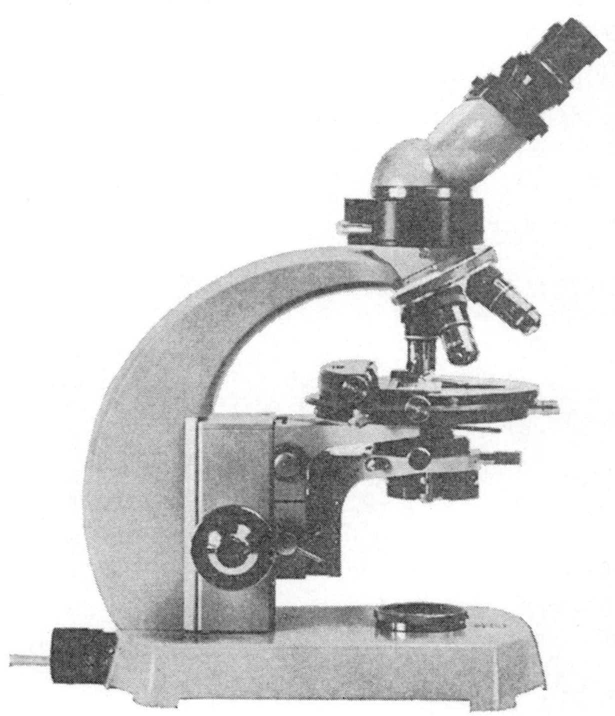

Die zytologische Diagnose lautet:

1. Unauffällig: *Papanicolaou* I und II: Kein Anhalt für ein Malignom.

2. Auffällig: *Papanicolaou* III: Hinweise auf eine Veränderung im Bereich der Portio, Endozervix oder Korpus, welche der weiteren Abklärung bedürfen. Die Auffälligkeit des Abstriches kann durch zahlreiche epitheliale Veränderungen bedingt sein, evtl. auch durch ein Karzinom. Die Abklärung sollte in die Hand einer Klinik oder eines Facharztes gelegt werden.

3. Positiv:
Papanicolaou IV und V: Sicherer Hinweis auf das Vorliegen eines Genital-Karzinoms, sofortige Klinikeinweisung erforderlich.

4. Technisch unbrauchbar:
Der Ausstrich ist ungenügend oder durch Artefakte so verändert, daß er für eine gezielte Beurteilung unbrauchbar wurde. Eine Aussage ist hier also nicht möglich.

Das zytologische Laboratorium erstattet den Befundbericht entweder in Worten oder in einem Befundschema. Das Mannheimer Befundschema ist auf Seite 44 abgedruckt.

Es bedeuten:
F = Funktion
L = Lokalbefund (gutartig)
B = Bakteriologischer Befund
C = Aussage zum Ca-Verdacht.

Lfd.-Nr.:

Einsender

Station:

Name:

Vorname:

geb.:

Zyklustag:

Menopause seit:

Hormonbehandlung:

Bestrahlung:

Kolposkop:

Datum:

Unterschrift:

Cytologischer Befund

Pl. Ep.	normal	entzdl.	dyskar.	atypisch
5				
4				
3				
2				
1				
nacktkern				
Cervix				
Korpus				

Cytologische Beurteilung

Funktion:

Östrogen: 1. hoch   2. mittel   3. angedeutet

Gestagen: 4. Grav.   5. deutlich   6. angedeutet

Androgen: 7. deutlich   8. angedeutet

Atrophie: 9   ungenügend: 0

Lokale Veränderungen:

1. Regeneration, gutartig   3. Blutung

2. Zylinderepithel   4. Entzündung

Empfehlung:

Bakteriologischer Befund

1. Döderleinflora

2. Döderlein Cytolyse

3. Mischflora

4. Bakt. Autolyse

5. Trichomonaden

6. Mykosen

7. Hämophil vag.

Carcinom:

1. unauffällig

2. auffällig

3. positiv

F	L	B	C

**Städt. Krankenanstalten Mannheim
Klinikum der Universität Heidelberg
- F R A U E N K L I N I K -**

Datum:

Unterschrift:

Zytologischer Befundbericht

Kolposkopie

Bereits erfolgt ist die Einstellung der Portio mit einem *zweiblättrigen Spekulum*, wenn Hilfsperson,

oder Einstellung der Portio mit einem *Selbsthaltespekulum* (Entenschnabel), wenn eine Hilfsperson dafür nicht ständig verfügbar.

Kolposkopie immer durchführen als sogenannte erweiterte Kolposkopie, d. h. nach vorheriger Fällung des Schleimes mit einer leichten Säure (die Fällung dauert etwa 1 Minute; wer keine Zeit hat, kann auch nicht kolposkopieren).

Aufgabe der Kolposkopie

1. Erkennung und Abgrenzung absolut gutartiger Prozesse an der Portio.
2. Verdachtsdiagnose auf ein Portio-Karzinom.
3. Probeexzision an der richtigen Stelle.

Gutartige Veränderungen

a) Erosio vera (epithelentblößte Stelle)
Das mehrschichtige Plattenepithel an der Portio kann im alkalischen Milieu und bei entzündlichen Veränderungen mazerieren.
Therapie: allgemein; antibakteriell, Wiederherstellung der physiologischen Flora.
Therapie: lokal; Mengebad (5%ige Argentum-Nitricum-Lösung), Albothyl-Konzentrat.

b) Ektopie (Ektropium)
Kann physiologisch sein. In der Schwangerschaft und nach längerer Einnahme von Ovulationshemmern häufig. Auch als Stadium der Abheilung einer Erosio vera anzusehen.
Beschwerden: wäßriger Fluor.
Folge: Alkalisierung der Vagina.
Therapie: Ätzung mit $AgNO_3$, Mengebad, Albothylkonzentrat, evtl. Konisation bzw. Ringbiopsie.

c) Umwandlung (Umwandlungszone, das Zylinderepithel der Ektopie beginnt sich wieder in mehrschichtiges Plattenepithel umzuwandeln)
1. durch pflugscharartiges Unterwachsen vom Rande her;
2. durch indirekte Metaplasie.
Häufigster kolposkopischer Befund.
Beschwerden: wäßriger Fluor.
Folge: Alkalisierung der Vagina.

Therapie: Ätzung mit AgNO$_3$, Mengebad, Albothylkonzentrat, evtl.
Konisation bzw. Ringbiopsie.
Vollständige Umwandlungszone läßt Ovula Nabothii als Restzustände
erkennen.

Auffällige Veränderungen, die der Beobachtung bedürfen

a) Leukoplakie
Schollige Leukoplakie, Felderung, Leukoplakie-Grund

Von *Hinselmann* als Matrix-Bezirke (Mutterboden, Vorstadien eines Karzinoms) angesehen. Beobachtung ist über viele Jahre erforderlich, die histologische Abklärung ergibt häufiger Karzinom-Vorstadien als bei anderen
Veränderungen an der Portio.

b) Atypische Umwandlungszone (Gefäßveränderungen im und glasige Beschaffenheit über dem Epithel der Umwandlungszone). Histologische Abklärung erforderlich.

Malignitätsverdacht (Karzinom oder Karzinomvorstadien)

Hier erlaubt die Kolposkopie die Probeexzision an der richtigen Stelle.

Vergleich der Befunde

Kolposkopie	Zytologie	Histologie
	Inspektion: Erythroplakie	
Erosio vera		
a) Bindegewebe mit freiliegenden Kapillaren, regelmäßig	a) mesenchymale Spindelzellen, Basalzellen (vom Rand her)	a) entzündliche Erosion (Epitheldefekt mit Randheilung)
b) Kapillaratypie	b) atypische Zellen	b) Mikrokarzinom (kleines erodiertes Karzinom)
Ulkus	a) mesenchymale Spindelzellen, Leukozyten, Histiozyten	a) Ulkus (tiefgreifender Defekt mit entzündlicher Reaktion)
	b) atypische Zellen	b) Mikrokarzinom (kleines ulzeriertes Karzinom)
Ektopie	Zylinderepithelzellen	sog. glanduläre Erosion, Ectropium

Kolposkopie	Zytologie	Histologie
Polypöse Ektopie, Cervixpolyp	Zylinderepithelzellen	sog. glandulär-papilläre Erosion, polypöse Ektopie, Polyp der Zervixschleimhaut
Umwandlungszone	a) Basal- und Parabasalzellen, metaplastische Zellen b) Dyskaryosen, atypische Zellen	a) gutartige Plattenepithelmetaplasie b) Ca. in situ oder Karzinom
Atypische Umwandlungszone	Dyskaryosen, atypische Zellen	Dysplasie, Ca. in situ oder Karzinom
Leukoplakiegrund	a) Basalzellen b) atypische Zellen	a) Epitheldefekt b) Ca. in situ oder Karzinom
Leukoplakiefelderung	a) Zellen aller Reifegrade b) atypische Zellen	a) gutartige Plattenepithelmetaplasie b) Ca. in situ oder Karzinom
Karzinomverdacht glasig-speckiges Areal, adaptive und destruktive Gefäßhypertrophie	atypische Zellen, bei Zerfall: Zelldetritus, Entzündungszellen	Karzinom

Inspektion: Leukoplakie

Kolposkopie	Zytologie	Histologie
Schollige Leukoplakie	a) kernlose Schuppenzellen b) Dyskaryosen, atypische Zellen (reif)	a) Hyperkeratose, Leukoplakie b) Karzinom (reif)

Inspektion: Karzinom

Kolposkopie	Zytologie	Histologie
Karzinomverdacht glasig-speckiges Areal, adaptive und destruktive Gefäßhypertrophie	atypische Zellen, bei Zerfall: Zelldetritus, Entzündungszellen	Karzinom

Aus: Stoll-Jaeger-Dallenbach: Gynäkologische Cytologie. Springer-Verlag, Berlin-Heidelberg-New York 1968.

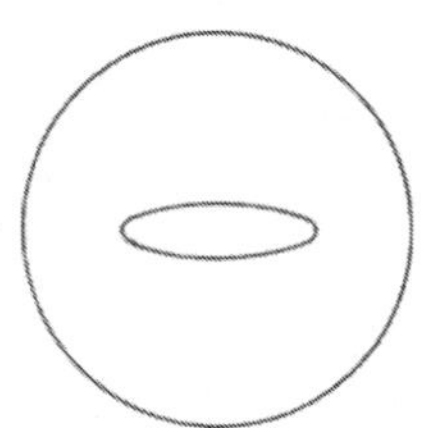

E = Ektopie
U = Umwandlungszone
a. U = atypische Umwandlungszone
L = schollige Leukoplakie
F = Felderung
G = Grund
Ca = Karzinom-Verdacht, Karzinom

Verschlüsselung der Befunde s. S. 52

Die Dokumentation der Befunde ist für exakte Verlaufskontrollen nur möglich mit Hilfe der Kolpofotografie.

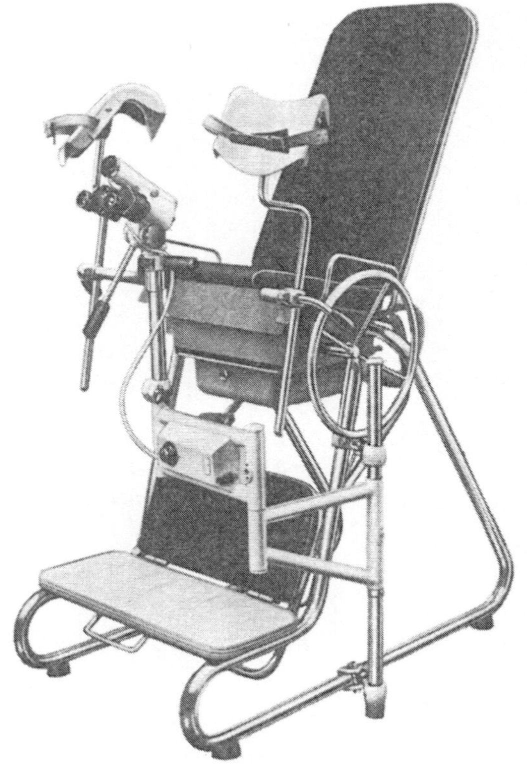

Leisegang Kolposkop am Untersuchungsstuhl

Die Kolposkopie erfordert die Anschaffung eines Gerätes (ca. DM 2000,—
bis 5000,—) und einen erfahrenen Sachkenner zur Beurteilung, der sich ja
bei der Untersuchung stets sofort festlegen muß. Dann ist es jedoch möglich, sicher gutartige Veränderungen (Ektopie, Umwandlungszone) von
auffälligen Befunden zu trennen und Gewebsentnahmen einzuschränken.
Mit der Kolposkopie kann man keine Karzinom-Diagnose stellen, die auch
heute noch unter Anwendung sämtlicher Methoden zur Karzinom-Früh-
erkennung der Histologie vorbehalten ist. Bei umschriebenen Veränderungen an der Portiooberfläche, die bereits Karzinom-Vorstadien oder prä-
klinische Karzinome repräsentieren, erlaubt jedoch erst die Kolposkopie
die Probeexzision an der richtigen Stelle. Umgibt die Veränderung den
gesamten Muttermund, ist meist eine größere Entnahme (Konisation)
empfehlenswert.

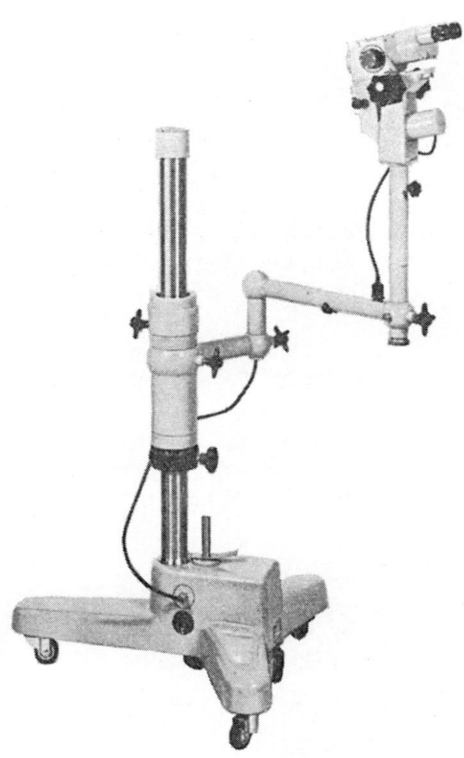

Zeiss Kolposkop (fahrbar)

Abklärung des Inspektionsbefundes
durch Kolposkopie und Zytologie
(Beispiele)

Inspektion

Glatte, blaßrosa Portio. Keine Blutung aus dem Zervikalkanal.
Kolposkopie: Originäre Schleimhaut oder alte Umwandlungszone. Keine
Blutspur im Zervikalsekret.
Zytologie: Zervikaler und endozervikaler Abstrich unauffällig.

Kein Verdacht auf Karzinom

Anmerkung: Bei Frauen in der Menopause ist stets ein endozervikaler Abstrich erforderlich, da sich in dieser Lebensphase die Prädilektionsstelle für die Entstehung eines Plattenepithel-Karzinoms (Übergang Plattenepithel-Zylinderepithel: sogenannte dritte Schleimhaut) in den Zervikalkanal zurückgezogen hat.

Inspektion Erythroplakie

Kolposkopie: Ektopie.
Zytologie: unverdächtig.

Gutartiges Ektropium

Behandlung: ambulant durchführbar, da Gutartigkeit erwiesen. Bei Therapieresistenz müssen Zweifel an der Diagnose entstehen.

Inspektion Erythroplakie

Kolposkopie: Umwandlungszone mit besenreiserartigen Gefäßen.
Zytologie: unauffällig.

Alte Umwandlungszone

Behandlung: keine, da Gutartigkeit erwiesen.

Inspektion Erythroplakie

Kolposkopie: unverdächtige Umwandlungszone.
Zytologie: verdächtig oder positiv.

Verdacht auf Carzinoma-in-situ oder Karzinom im Zervikalkanal

Abklärung: Auskratzung des Zervikalkanals oder klinische Klärung durch Konisation mit steilem Kegel.

Inspektion Erythroplakie

Kolposkopie: Atypische Umwandlungszone.
Zytologie: auffällig oder positiv.

Dysplasie, Carcinoma-in-situ oder Karzinom

Abklärung: gezielte Probeexzision mit Auskratzung des Zervikalkanals,
Ringbiopsie oder Konisation.

Inspektion Erythroplakie

Kolposkopie: Leukoplakiegrund und Leukoplakiefelderung.
Zytologie: negativ.

Epitheldefekt oder gutartige Metaplasie

Beobachtung: Wiederholung des Ausstrichs.

Inspektion Erythroplakie

Kolposkopie: Karzinom-Verdacht (glasig-speckiges Areal, adaptive Gefäß-
hypertrophie).
Zytologie: positiv.

Karzinom

Verhalten: Klinische Einweisung.

Inspektion Leukoplakie

Kolposkopie: Schollige Leukoplakie.
Zytologie: Schuppenzellen.

Hyperkeratose, Leukoplakie (gutartig, aber Kontrolle erforderlich).

Inspektion Leukoplakie

Kolposkopie: Leukoplakie.
Zytologie: Dyskaryosen, atypische Zellen.

Karzinom-Verdacht

Abklärung: Gezielte Probeentnahme unter dem Kolposkop oder klinische
Einweisung: Ringbiopsie, Konisation.

Verschlüsselung der Befunde an der Portio

Kolposkopie

Epithelbild		Gefäßbild	Jodprobe	Beurteilung
0 Originäre Schleimhaut	(O)	1 unauffällig	1 j.-positiv	1 gutartig
1 Ektopie	(E)			
2 Ektopie + Umwandlung	(E+U)			
3 Umwandlung	(U)			
4 Atypische Umwandlung	(aU)			
5 Erosio vera	(Ev)	2 Entzündung	2 j.-hell	2 verdächtig
6 Felderung	(F)			
7 Leukoplakie	(L)			
8 Grund	(G)			
9 Karzinom	(Ca)	3 auffällig	3 j.-negativ	3 sofortige Klärung
Epithel glasig, stark niveaudifferent, beginn. Exophyt, Ca-Ulkus				

Zytologie (PKM: Phase Pap: Färbung)

Funktion	lokal	Karzinom
Öströgen	1. Regeneration, gutartig	1. unauffällig
1. hoch	2. Zylinderepithel	2. auffällig
2. mittel	3. Blutung	3. positiv
3. angedeutet	4. Entzündung	
Progesteron	*Bakteriologisch*	
4. Gravidität	1. Döderlein-Flora	
5. deutlich	2. Döderlein-Zytolyse	
6. angedeutet	3. Mischflora	
Androgen	4. Bakt. Autolyse	
7. deutlich	5. Trichomonaden	
8. angedeutet	6. Mykosen	
9. atrophisch	7. Hämophil. vag.	
10. ungenügend		

F	L	B	C	Kolposkopie			

F: Funktionsbild   L: Lokalbild
B: Bakterienflora   C: Karzinom

Bimanuelle vaginale Untersuchung

Das Vorgehen bei der Palpation ist abhängig von der Zugänglichkeit des vulva-vaginalen Weges. Man muß unter Verwendung von Anamnese und Inspektionsergebnis berücksichtigen:

> Alter
> Virgo
> unverheiratet — verheiratet
> Geburt — keine Geburt
> Narbenbildung

Untersucht wird mit der behandschuhten rechten oder linken Hand:

wenn möglich *mit zwei Fingern* bei
    Frauen, die geboren haben,
    bei Verheirateten,
    bei Unverheirateten;

mit einem Finger bei
    Unverheirateten,
    Virgines,
    im Senium bei Schrumpfung der Vagina;

rektal bei
    Kindern,
    Unmöglichkeit oder Schmerzhaftigkeit der versuchten vaginalen Untersuchung,
    zur Stadieneinteilung eines Kollum-Ca.;

Vagino-rektal (als Zusatzuntersuchung gelegentlich erforderlich) bei
    Narbenbildung am Damm,
    Rektozele,
    Fisteln.

Die vaginale Untersuchung wird durch eine rektale Exploration ergänzt, wobei der untersuchende Finger zusätzlich mit einem Gummifingerling geschützt wird.

Zum Eingehen der Finger in die Vagina wird der Introitus gespreizt,

> entweder durch die freie Hand, mit der die kleinen Labien beiseitegehalten werden,
> oder durch Daumen und Ringfinger der untersuchenden Hand, während Zeigefinger und Mittelfinger eingehen.

Da die Sekretentnahme aus dem Vaginalraum (Zytologie, Bakteriologie)
bereits erfolgt ist, bestehen gegen die Verwendung von Gleitmitteln keine
Bedenken (z. B. Granugenolöl). Diese sind sogar bei alten Frauen mit
trockener Vagina empfehlenswert.

Für die Untersuchung sind außer sterilisierbaren Gummihandschuhen Einmalhandschuhe gut verwendbar, die in ihrer Größe der Hand des Unter-
suchers angepaßt sein müssen.

Grundsätzlich gilt:

> Die Untersuchung muß so durchgeführt werden, daß die Patientin
> keine Schmerzen empfindet. Eine Abwehrspannung muß durch vor-
> sichtiges Vorgehen und durch Zuspruch unter der Untersuchung ab-
> klingen.
> Die Blase muß vor der Untersuchung entleert sein.
> Die freie Hand palpiert zusammen mit der untersuchenden Hand von
> der Bauchdecke aus und sucht den Tastbefund zwischen den Finger-
> spitzen in den Griff zu bekommen.

Während der Untersuchung beobachtet man das Gesicht der Patientin, um
eine empfundene Schmerzhaftigkeit sofort feststellen zu können.

Palpationsbefunde

Die Palpation erfaßt:

Introitus

Durchgängigkeit:
Klaffende Vulva nach Geburten durch Überdehnung des Musculus bulbo-
cavernosus mit und ohne Einriß der Haut (Folgen: Ektropionierung der
Vaginalschleimhaut, Wundsein, Keimbesiedlung, Vulvo-Vaginitis).
Enge Vulva durch Narbenbildung nach Dammriß oder Naht eines Damm-
risses oder einer Episiotomie, gelegentlich zu hoher operativer Verschluß.
Zustand nach Exstirpation einer Bartholinischen Zyste.
Stenose durch Schrumpfung, besonders im Senium.
Verengung passager durch Abwehrspannung.

Veränderungen der Umgebung:
Narben, Zystenbildung, Pachydermie, Kraurosis, Tumorbildung mit Ulzeration oder Infiltration.

> Bei Verdacht auf Vulva-Karzinom Abtasten der regionären Lymph-
> drüsen in beiden Leisten.

54

Vagina

Durchgängigkeit:

Enge, Weite, Dehnbarkeit.

Enge Vagina nach Sectio durch physiologische Schrumpfung des vorher nichtgedehnten Geburtsweges.

Narbenbildung nach Vaginalriß, versorgte oder unversorgte Verletzungen der Vagina.

Stenose des oberen Vaginaldrittels (Kraurosis fornicis im Senium).

Veränderungen der Wand:

Vaginalzysten, Gartner-Gang-Zysten, Epithelzysten.

Verschieblichkeit der Epitheldecke.

Infiltrat der Haut, mit oder ohne Übergang ins Parakolpium.

Ulkus, Verdacht auf Vaginal-Karzinom.

Parakolpische Narben, Abszeß im Parakolpium.

Anatomische Veränderungen:

Septum, Spangenbildung, Vagina duplex.

Senkung der vorderen Vaginalwand, nach Geburten oder bei mesenchymaler Schwäche auch bei Nulliparen.

Senkung der hinteren Vaginalwand, Dehiszenz der Levatorenschenkel nach Geburt mit Hernie des Rektums oder Douglasozele.

Vorwölbung des hinteren Vaginalgewölbes (Douglasscher Raum) durch intraperitoneale Flüssigkeit (Aszites, Blut) oder durch einen Ovarialtumor, dessen unterer Pol im Douglas erscheint.

Beckenraum:

Vom Vaginalgewölbe aus Abtastung des inneren Genitale und des Beckenraumes: Promontorium, seitliche Beckenwand, Kreuzbeinhöhle, Schambeinäste, Hinterfläche der Symphyse.

Portio

Richtung der Portio in das vordere oder hintere Vaginalgewölbe (Anhalt für Ante- oder Retroflexio).

Form der Portio: insbesondere seitliche Auftreibung bzw. Infiltrate (Anhalt für Kollum-Karzinom, tiefer Knoten).

Beweglichkeit der Portio.

Stand der Portio: hoch, tief; nach links oder rechts gerichtet.

Oberfläche der Portio: glatt, rauh, tumorös.

Uterus

Lage: Anteflexio, Retroflexio, mob. oder fix., Sinistro- oder Dextroposition, Hochstand, Tiefstand, Senkung (nach Aufforderung zum Pressen).

Größe: Dem Alter oder dem Status entsprechend zu groß oder zu klein, regelmäßig, unregelmäßig, vergrößert.

Konsistenz: Normal, weich, hart.

Form: Regelmäßig, kugelig, unregelmäßig, ausladend.

Beweglichkeit: Gut beweglich, Bewegungseinschränkung vorn, hinten, seitlich, durch Narben, Infiltrationen, Nachbartumoren.

Druckschmerzhaftigkeit: Im ganzen oder in einzelnen Abschnitten.

Adnexe

Palpabel, nicht palpabel.
Schmerzhaft, nicht schmerzhaft.
Verdickungen.
Adnextumor bestimmen, isolierbar, mobil, fixiert.
Verhalten zum Uterus.

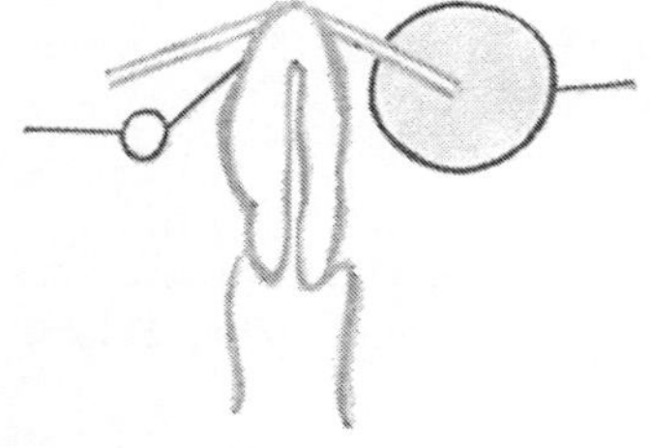

Adnexbefund bis Faustgröße.

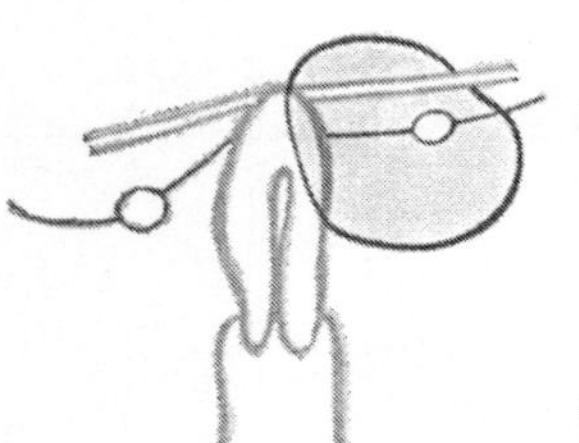

Differentialdiagnose.

a) subseröses Myom
(intraligamentär oder frei beweglich)

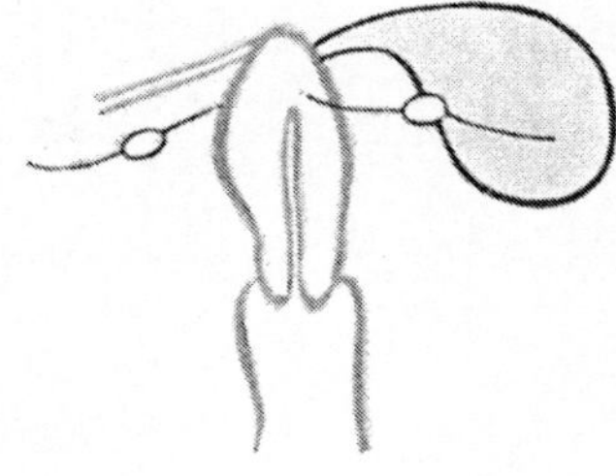

b) Saktosalpinx
   (Serosaktosalpinx,
   Pyosaktosalpinx)

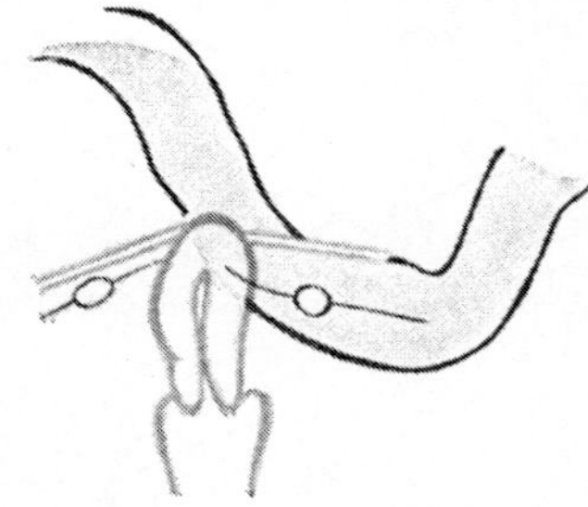

c) Dünndarmschlinge
   (evtl. im Adnexbereich fixiert,
   evtl. gebläht)

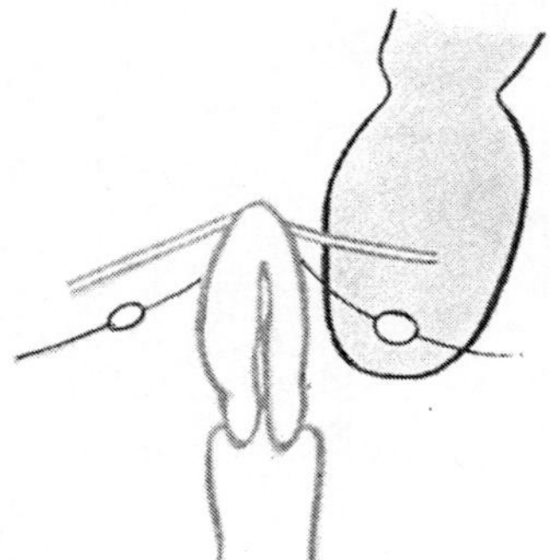

d) Beckenniere

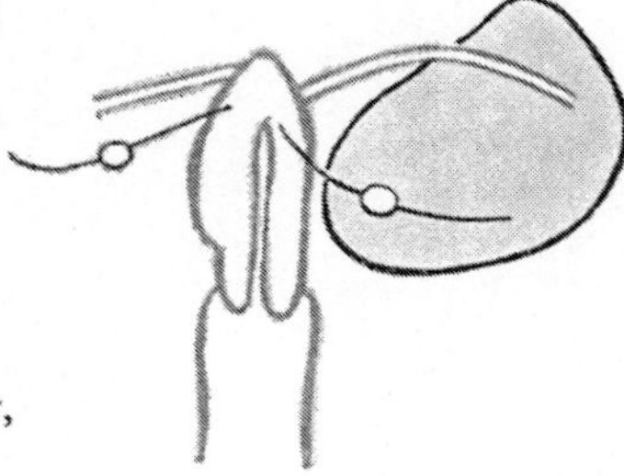

e) Parovarialzyste
   (intraligamentär,
   daher fixiert)

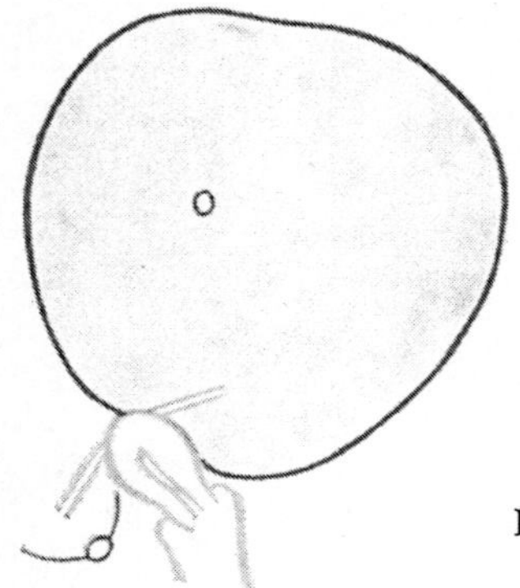

Palpationsbefund über Faustgröße

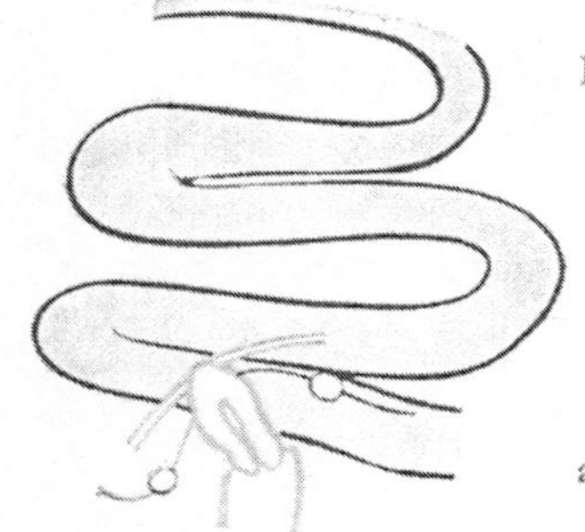

Differentialdiagnose:

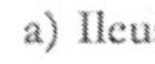

a) Ileus

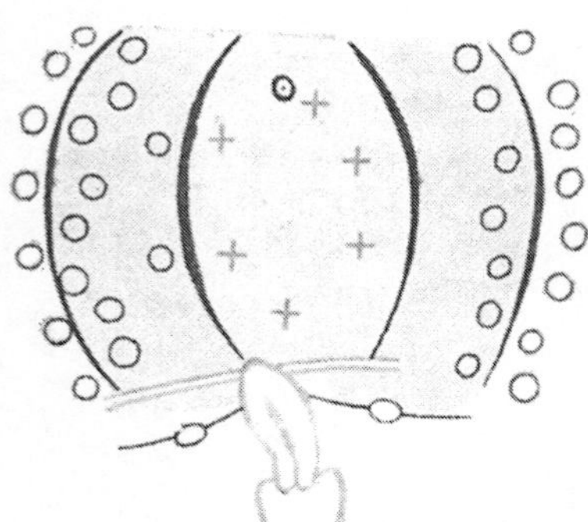

b) Aszites

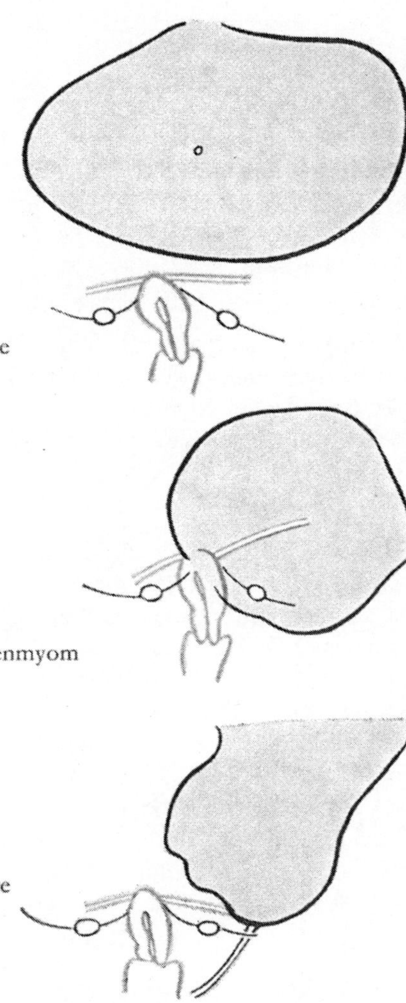

c) Intraabdominelle Zyste

d) Riesenmyom

e) Beckenniere

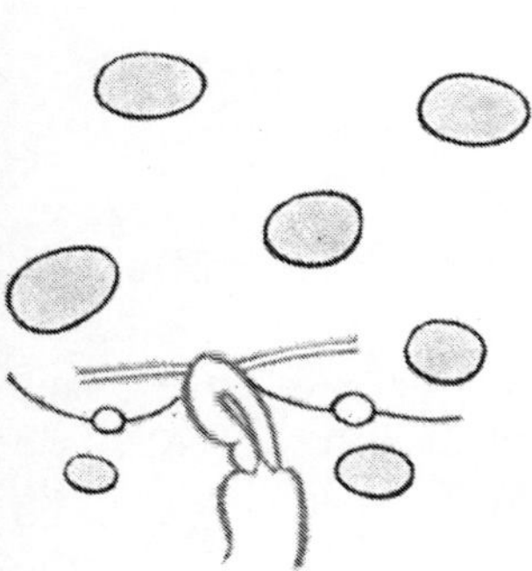

Palpationsbefund:
Multiple Tumoren im Bauchraum

Parametrium

Bandapparat
weich, nicht druckschmerzhaft.
hart, derb,
infiltriert (aufgebraucht).

Insbesondere:
Sacrouterinligament verkürzt,
derb, infiltriert,
sehr druckschmerzhaft.

Parametropathia spastica, Pelvipathie (Druckschmerz der seitlichen Beckenwände, der bindegewebigen Ansatzpunkte des Parametriums, der Hinterfläche der Symphyse).
Meist auch allgemeine Zeichen einer vegetativen Störung vorhanden.

Beckenraum

Die Beckenaustastung sucht Veränderungen bzw. Verengungen der einzel-
nen Beckenebenen zu erfassen:
Ist das Promontorium erreichbar, so liegt eine Verengung des Beckenein-
ganges vor (klinische Entbindung).
Ist das Kreuzbein gut gewölbt? Ist es abgeflacht? Finden sich Exostosen?
Springt das Steißbein ein?
Sind die Beckenwände seitengleich?
Sind die Spinae ossis ischii leicht erreichbar, springen sie ein?
Ist die Hinterwand der Symphyse glatt?
Anschließend wird durch Einlegen der Faust in den Schambogenwinkel
das Einpassen des kindlichen Kopfes bei der Kopfentwicklung geprüft.

Rektale Untersuchung

Die rektale Untersuchung ist ein Bestandteil der gynäkologischen Untersuchung. Beim Eingehen in das Rektum mit dem behandschuhten Finger,
der zusätzlich durch einen Fingerling geschützt werden sollte, läßt man die
Patientin leicht pressen und geht dann mit der Fingerkuppe, nicht mit der
Fingerspitze, unter leicht drehender Bewegung ein. Die Untersuchung kann
bei Hämorrhoidalknoten und Fissuren äußerst schmerzhaft sein, so daß ein
sehr behutsames Vorgehen und die Benutzung eines Gleitmittels notwendig
sind.

Der untersuchende Finger tastet:

Äußere und innere Hämorrhoidalknoten

> *Äußere:* Varikosis der um den Anus herum angeordneten Venengeflechte, bei Inspektion als solche erkennbar, gelegentlich gestaut, thrombosiert und sekundär entzündlich verändert.
> *Innere:* Dem tastenden Finger als knotenförmige Verdickung oberhalb des Analringes zugänglich.

Striktur

> Nach perianalen Entzündungen, bei Fisteln und nach Fisteloperationen.

Tumoröse Veränderungen der Rektalwand

> Rektumpolyp oder Karzinom. Bei Karzinom wallartiger Rand mit Krater, bei Berührung blutend.

Mobilität des Rektums

> Eingeschränkt nach schwerer Proktitis, bei Fisteln, pararektalen Narben, Zustand nach Parametritis-Periproktitis.

Rektuminhalt, z. B. Scybala

> Hinweis auf Darmfunktion und Defäktion, Scybala täuschen evtl. Tumoren vor, die vaginal festgestellt wurden.

Die Hinterfläche des Genitales, ergänzt durch die Bestimmung der Lage und Größe des Uterus mit Hilfe der freien Hand von der Bauchdecke aus

> Der Finger erreicht rektal die Uterushinterfläche und kann beurteilen: Unebenheiten, nach hinten entwickelte Myome, Lage und Mobilität des Uterus. Unter Zuhilfenahme der anderen Hand von der Bauchdecke aus recht gute Beurteilung von Uterus und Adnexbereich.

Resistenzen im Adnexbereich

> Gut zugänglich, Verlagerung und/oder Fixierung der Adnexe im Douglas, Tumor im Douglas.

Verhalten des Parametriums, insbesondere Infiltrate und ihre Ausdehnung

> Erfaßbar das hintere Parametrium mit Sacrouterinligament. Knotige Infiltration bei Kollum-Karzinom oder Endometriose, Straffheit und Schmerzhaftigkeit bei Pelvipathie. Infiltration des seitlichen Parametrium bei entzündlichen Prozessen im Zervikalbereich, knotig bei Kollum-Karzinom. Verkürzung und Narbenbildung der seitlichen

Parametrien nach Entzündung, aber auch bei Karzinomen, insbesondere nach Strahlenbehandlung.

Bei Austastung der Beckenwand und der Kreuzbeinhöhle

Glatte Beckenwand oder der Beckenwand aufsitzende Tumoren, Exosten, Fissurlinien, mit Kallus nach Beckenbruch.
Wölbung der Kreuzbeinhöhle, Stand des Steißbeins, etwas einspringend nach Steißbeinbruch (Geburtsbehinderung auf Beckenboden).

Vortastung in die Appendixgegend unter Zuhilfenahme der freien Hand von der Bauchdecke aus

Vom Rektum aus gut zugänglich, daher zur Ausschlußuntersuchung bei Verdacht auf Appendizitis wichtig.

Verhalten der Levatorenschenkel

Beurteilung der Levatorenschenkel bei Dehiszenz oder muskulärer Insuffizienz, Senkung des Beckenbodens und der hinteren Vaginalwand.

Septum recto vaginale durch Vordringen des untersuchenden Fingers gegen das Scheidenlumen

Durch die Levatorlücke dringt der Finger gegen die Vaginalwand vor und kann diese nach außen stülpen. Hernie der Vaginalwand, in der sich Stuhlgang stauen kann. Bei extremen Fällen ist Stuhlgangentleerung nur möglich, wenn mit einem Finger von der Vagina aus der Prolaps zurückgebracht wird.

Sphinkterverschluß

Nach Aufforderung zum Zusammenziehen des Sphinkters gleichmäßiger Druck, bei Fehlen Sphinkterinsuffizienz, evtl. Narbenbildung im Sphinkter ani mit Inkontinenz.

Man sucht durch den Rektalbefund den Vaginalbefund zu ergänzen. Nach Abschluß der rektalen Untersuchung wird der untersuchende Finger auf Blut angesehen.

Untersuchung der Mamma

Das Mamma-Karzinom entsteht bevorzugt in den oberen äußeren Quadranten der Brustdrüse. Es metastiert relativ rasch in das axilläre, in das supraclavikuläre und/oder retrosternale Lymphabflußgebiet. In fortgeschrittenen Stadien treten Fernmetastasen auf. Mit Krebsbefall der anderen Brustdrüse muß gerechnet werden.

Wir empfehlen folgendes Vorgehen:

a) Inspektion,

b) Palpation,

c) Mammographie (erforderlichenfalls).

Die Untersuchung der weiblichen Brustdrüse sollte zunächst im Stehen (oder Sitzen) bei völlig entblößtem Oberkörper und stets nach einem Schema durchgeführt werden. Alle Untersuchungen (Inspektion und Palpation) sind auch an der liegenden Patientin zu wiederholen.
Sowohl bei Inspektion als auch bei Palpation sollte überprüft werden, ob Unterschiede feststellbar sind bei herabhängenden Armen, beim Hochhalten der Arme, bei Anspannung des Musculus pectoralis (Hüfthalte der Hände) oder bei der Ballnetz-Hängelage nach *Lönne*.

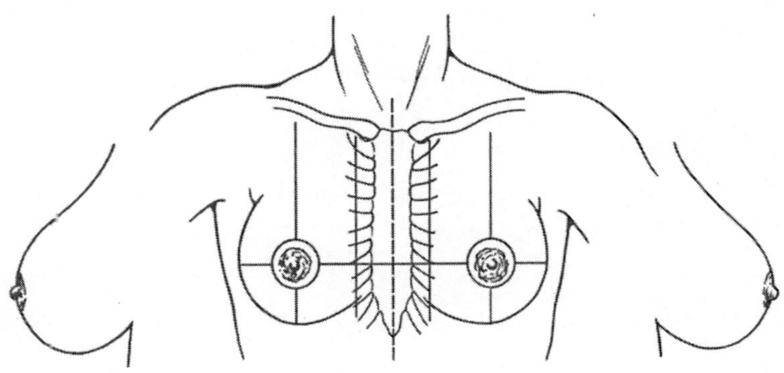

Sprechstunde für Erkrankung der Brust

Tumor einzeichnen:

a) nach Quadranten

b) Hautnah oder Brustwandnah

Inspektion

seitengleich (in Form, Gestalt und Größe).

Unterschiedliche Wölbungen (Vorwölbung) (Abweichungen von der Kreisbogenkontur).

Verhalten der Mammillen (flach, Hohlwarzen, bei Tumor gelegentlich auf diesen Tumor hinweisend verzogen).

Gleichmäßiger Stand der Mammillen.

Spontanabsonderung aus der Mammille.

Ekzematöse Veränderungen im Bereich der Areola.

Einziehung der Haut (Krebsnarbe).

Entzündliche Veränderungen.

Apfelsinenschalenartige Veränderung der Hautoberfläche.

Palpation

Abgrenzung von Tumoren, Knotenbildung oft gegenüber Drüsen schwierig, dann stets Seitenvergleich erforderlich. Bevorzugte Lokalisation: Befall des oberen äußeren Quadranten.

Die Palpation sollte sowohl an der stehenden als auch an der liegenden Patientin durchgeführt werden. Nur dadurch lassen sich Fehlbefunde weitgehend ausschließen.

Die Palpation schließt ab mit der Austastung der Achselhöhe und der Supraclavikulardrüsen (Lymphdrüsenvergrößerung!).

Mammographie

Röntgendiagnostische Untersuchung der Mammae. Diese wird durchgeführt als einfache Weichteilaufnahme oder in Form der Isodens-Technik.

Die röntgenologische Untersuchung wird gelegentlich mit einer Milchgangsdarstellung ergänzt.

Aufgabe und Bedeutung

Nur als Ergänzung der klinischen Untersuchung.

Wichtigste Aufgabe: Verlaufskontrollen bei (zystischen) fibroplastischen Mastopathien.

Vorselektion für weitgehend sicher abgeklärte, gutartige Veränderungen.

Lokalisation begrenzter Tumoren vor der Exstirpation.

Oftmals kann trotz Mammographie auf die Gewebsentnahme zur histologischen Untersuchung nicht verzichtet werden. Die Mammographie gestattet in diesen Fällen, die Exstirpation des ganzen Knotens gezielt vorzunehmen. Dadurch lassen sich häufiger Teilexstirpationen, die nicht
wünschenswert sind, vermeiden.

Selbstkontrolle

Bei jeder Vorsorgeuntersuchung kann der Arzt die Patientin zur regelmäßigen *Selbstkontrolle* anhalten.
Jede Frau sollte einmal im Monat, bei noch bestehendem Zyklus (am ersten
Tag nach Beendigung der Menses) die Brüste in entspannter Haltung mit
der Hand der entgegengesetzten Seite sorgfältig betasten. Sie sollte sofort
einen Arzt aufsuchen, wenn sie eines der folgenden *Warnzeichen* bemerkt:

1. Knotenbildung oder Verhärtung der Brust.

2. Eingezogene Brustwarze.

3. Absonderung aus einer Brustwarze.

4. Hautveränderung (z. B. entzündliche oder ekzematöse Erscheinungen).

5. Tastbare Verhärtungen in der Achselhöhle.

6. Zyklusunabhängige Schmerzen in der Brustdrüse.

Beurteilung des Frischpräparates
im Phasenkontrastmikroskop
(Schnellmethode für die Sprechstunde)*

Unterdessen ist das mit der Platinöse entnommene Vaginalsekret aus dem oberen seitlichen Vaginalgewölbe ausgetupft, in einem Kochsalztropfen auf einen Objektträger und mit dem Deckglas versehen unter das Phasenkontrastmikroskop gebracht worden und liegt zur Beurteilung bereit.

Beurteilt wird

Die Ovarialfunktion

dem anamnestischen Funktionszustand entsprechend zyklusgerecht:

> 5. bis 7. Tag, postmenstruell,
> 8. bis 12. Zyklustag,
> 13. bis 14. Zyklustag, präovulatorisch,
> 15. bis 18. Zyklustag, postovulatorisch,
> 19. bis 24. Zyklustag,
> 25. bis 28. Zyklustag, prämenstruell,
> Menstruation.

dem anamnestisch erhobenen Funktionszustand nicht zyklusgerecht:

> Ungenügende östrogene Proliferation (bis 14. Tag).
> Ausgebliebene Ovulation (Anovulation) (nach dem 14. Tag).
> Ungenügender Gestageneffekt (ab 14. Tag).

bei kurzfristiger Amenorrhoe:

> Gravidität.
> Anhaltende Östrogenwirkung (Follikelpersistenz).

bei langfristiger Amenorrhoe:

> Anhaltender Östrogeneffekt (langfristige Follikelpersistenz).
> Gravidität.
> Mittlere, androgene Proliferation (im Klimakterium).
> Atrophie: keine Hormonwirkung (Kindheit, Senium).

---

* Stoll, P., J. Jaeger und G. Dattenbach-Hellweg: Gynäkologische Cytologie. Springer-Verlag, Berlin-Heidelberg-New York 1968, und Stoll, P.: Atlas der gynäkologischen Vilalcytologie, Springer-Verlag, Berlin-Heidelberg-New York 1969.

Die vaginale Flora

Döderlein-Flora (Reinheitsgrad I) bzw. Döderlein-Zytolyse.
Döderlein-Flora mit bakterieller Mischflora.
Bakterielle Mischflora.
Trichomonaden.
Pilze (candida albicans).
Hämophilus vaginalis.

Auffälligkeiten hinsichtlich atypischer Zellen

Unauffällig.
Auffällig.

Zellbeimengung

Leukozyten.
Erythrozyten.
Histiozyten.
Spermien, beweglich und unbeweglich.

Fremdbeimengung

Öltropfen.
Talkumkristalle.

Für den zytologisch geschulten Arzt ergeben sich aus der Vitalbeobachtung folgende Vorteile:

1. Die angegebenen anamnestischen Daten lassen sich sofort und noch in Anwesenheit der Patientin (evtl. Rückfragen) zum zytologischen Bild in Beziehung setzen. Der Ansatz für eine zielgerechte Hormonbehandlung ist gegeben.

2. Da die Einteilung der Vaginalflora nicht mehr nach Reinheitsgraden, sondern nach der groben Feststellung der Erregergruppe erfolgt, ist die kausale Behandlung des vorhandenen Fluors möglich:

Fluor bei reiner Döderlein-Flora: häufig bei vegetativer Dystonie, Allgemeinbehandlung.

Bakterielle Mischflora: Sulfonamide oder Antibiotikaeinlagen.

Bakterielle Mischflora im Senium bei atrophischem Ausstrich: zusätzlich lokale Hormonbehandlung (Östrogeneinlagen).

Trichomonadenbefall: Trichomonaden ohne subjektive Beschwerden: Clont oral (Partner mitbehandeln), vaginal (z. B. Vagramin Ichth-Oestren).

Trichomonadenkolpitis: Clont oral (Ehepartner mitbehandeln), vaginal z. B. vagramin.

Pilzkolpitis: Einlagen von Moronal.

3. Die Suche nach atypischen Zellen sollte nicht forciert werden, da für die Karzinomsuche der gefärbte Ausstrich vorbehalten bleibt. Dennoch sind auch bei kurzer Durchsicht gegebenenfalls atypische Zellen feststellbar und veranlassen einen entsprechenden Hinweis an das Labor.

4. Bei *Erythrozyten* außerhalb der Menstruation kann vorliegen: Hämorrhagische Vaginitis.

   Okkulte Blutung aus dem Zervikalkanal (Karzinom-Verdacht). zervikal.

   Bei *Histiozyten:* Verdacht auf chronisch entzündlichen Prozeß endozervikal.

   Leukozytenzahl ändert sich innerhalb des Zyklus auch normalerweise, in Gestagenphasen zunehmend vermehrt.

   Spermien weisen auf eine kürzer oder länger zurückliegende Kohabitation hin. Lebensfähigkeit im Vaginalsekret unterschiedlich, durchweg 8 Stunden, aber gelegentlich auch länger (wichtig für Untersuchung bei erfolgtem Stuprum).

   Fremdbeimengung, wie Öltropfen und Kristalle, weisen auf eine vorangegangene vaginale Behandlung (Medikamententräger) hin. Ihre Feststellung ist wichtig, weil evtl. das zytologische Bild beeinflußt worden ist.

Die Krebsnachsorge-Sprechstunde

Als Sonderfall gehört zur gynäkologischen Untersuchung die Nachuntersuchung behandelter Krebskranker.

Aufgaben der Krebsnachsorge. Früherfassung der Rezidive

Die Früherfassung der Rezidive ist Aufgabe der Krebsnachsorge. Nur durch die Früherfassung kann die an sich schlechte Prognose des Karzinomrezidivs gebessert werden. So einfach das lokale Rezidiv nach Strahlentherapie eines Kollumkarzinoms zu entdecken ist, so schwierig kann die Diagnose eines parametranen oder Beckenwand-Rezidivs oder der progressen Metastasierung in den paraaortalen Lymphknoten werden. Spezifisch karzinomatöse von entzündlichen oder durch Strahlenfibrose entstandene Indurationen in den Parametrien zu unterscheiden ist palpatorisch schwierig. Zur Anwendung diagnostischer Hilfsmittel, wie Ausscheidungsurographie, Lymphographie, Punktion von Gewebszylindern usw. ist stationäre Aufnahme erforderlich.

Bei der Untersuchung des Portio-Abstrichs nach *Papanicolaou* nach durchgeführter Strahlentherapie kann selten eindeutig zwischen karzinomatöser Zellveränderung und strahlenbedingten Veränderungen unterschieden werden.

Rezidivprophylaxe

Auch die Rezidivprophylaxe im Rahmen der gynäkologischen Krebsnachsorge ist nicht mehr umstritten. Seit den ersten *Kirchhoff*schen Veröffentlichungen über den Einfluß des Allgemeinzustandes und des sozialen Status der Frau auf das Krebswachstum sind die sog. körpereigenen Abwehrstoffe viel diskutiert worden.

a) *Mobilisierung der körpereigenen Abwehrkräfte*

b) Die *soziale Sicherstellung* der Kranken und ihrer Familie muß gemeinsam mit Fürsorgestellen und den Versicherungsanstalten des Bundes und der Länder gewährleistet werden.

c) Auch die *seelische Führung*, die psychologische Betreuung spielen eine entscheidende Rolle und dürfen nicht vernachlässigt werden. Ein gewisser Zweckoptimismus dem Patienten gegenüber, die Beeinflussung unvernünftiger Angehöriger und die Beratung in sexuellen Fragen sind angebracht.

d) Andererseits müssen *therapiebedingte Schäden* und interkurrente Krankheiten frühzeitig erkannt und behandelt werden. Nur so kann die dadurch unvermeidbare Reduktion der körpereigenen Resistenz auf einem Minimum gehalten werden.

e) *Interkurrente Erkrankungen* wie Entgleisung eines Diabetes mellitus oder infektiöse Hepatitis gehen – ebenfalls mit der Reduktion der körpereigenen Abwehrkräfte einher. Die Frühdiagnose und schnelle Ausheilung durch möglichst schonende Behandlung kann darum ebenso in gegebenem Fall als Teil der Rezidivprophylaxe im weitesten Sinn verstanden werden.

Aufgaben der Krebsnachsorge-Sprechstunde

Früherfassung der Rezidive

Rezidivprophylaxe im weitesten Sinne
    allgemeine Roborantien, RES-Stimulantien, diätetische Maßnahmen
    soziale Betreuung, Invalidisierung auf Zeit, Festigungskuren
    psychologische Führung, Beratung in sexuellen Fragen
    Früherfassung und Behandlung therapiebedingter Schäden
    Früherfassung und Behandlung von interkurrenten Krankheiten

Ambulante Behandlung oder Weiterbehandlung
    allgemein oder spezifisch roborierende Zusatztherapie
    Zusatz- oder Palliativtherapie mit Zytostatika
    Zusatz- oder Palliativtherapie mit Hormonen

Klärung wissenschaftlicher Fragen, Statistik

Frühdiagnose und schnelle Ausheilung durch möglichst schonende Behandlung kann darum ebenso in gegebenem Fall als Teil der Rezidivprophylaxe im weitesten Sinne verstanden werden.

Erfolgsstatistik

Die Klärung wissenschaftlicher Fragen mittels statistischer Methoden gelingt bei Karzinompatienten in vielen Fällen nicht vor Ablauf mehrerer Jahre. Erst wenn die Patientin 5 Jahre rezidivfrei überlebt hat, gilt sie definitionsgemäß als geheilt. Nur die konsequente Beobachtung und Kontrolle des Krebskranken über 5 Jahre hinweg kann Aufschluß geben über Wert und Unwert spezifischer oder unspezifischer Behandlungsmethoden. Auch diese Aufgabe muß von der Krebsnachsorge-Sprechstunde gelöst werden.

Durchführung

Frequenz der Nachuntersuchung. Das zeitliche Auftreten der Rezidive nach gynäkologischem Karzinom ist relativ gut bekannt. Die Frequenz der Nachuntersuchungen in der Krebs-Sprechstunde wird nach der erwarteten Zahl der Rezidivpatientinnen und nach der erwarteten Häufigkeit von Komplikationen nach Operation oder Bestrahlung ausgerichtet. Das bedeutet, daß in den ersten 2 Jahren nach der Behandlung die Nachuntersuchung alle 2–4 Monate, im 3. und 4. Jahr post therapiam alle 5–7 Monate, im 5. Jahr alle 7–10 Monate, danach jährlich einmal erfolgen.

Überwachung. Von den Patientinnen vorgebrachte subjektive Klagen werden sorgfältig registriert und später gemeinsam mit dem Befund ausgewertet. Die Blutkörperchen-Senkungsgeschwindigkeit, das Körpergewicht und grobklinische Untersuchung der gesamten Patientin geben Auskunft über den Allgemeinzustand der Patientin. Die Erhebung des gynäkologischen Lokalbefundes beachtet die Heilung der Operationswunde bzw. den Tumorrückgang nach Bestrahlung ebenso wie fast immer einsetzende Narbenbildungen. Besonderer Wert wird auf die ersten Anzeichen von typischen Bestrahlungsschäden gelegt, die vor allem häufig nach der Therapie eines Kollumkarzinoms an den ableitenden Harnwegen auftreten.

Die Beratung der Patientin, die in jedem Fall alle vom Versicherungsträger angebotenen Schonungsmaßnahmen wahrnehmen sollte, wird gemeinsam mit der Fürsorgerin durchgeführt. Das Eingehen auf persönliche Fragen und Beschwerden aus der Intimsphäre führt häufig zu gutem Kontakt zwischen Patientinnen und Arzt und erleichtert die psychologische Führung.

Durchführung der Krebsnachsorge-Sprechstunde

Obligatorisch
    Zwischenanamnese – Allgemeinbefund, Gewicht, BKS
    gynäkologischer Lokalbefund, Inspektion und rektovaginale Palpation
    allgemein oder spezifisch roborierende Zusatztherapie
    fürsorgerisch/soziale und psychologische Betreuung
    Verlaufsdokumentation
    Festsetzung des nächsten Nachuntersuchungstermins

Im gegebenen Fall obligatorisch
    Blutbildkontrolle, Urinuntersuchungen
    Überwachung und Therapie mit Zytostatika und Hormonen
    Behandlung theapiebedingter Schäden
    Behandlung interkurrenter Krankheiten

Bei anamnestischen Hinweisen und als Screening-Methode
    Rektoskopie
    Chromozystoskopie, Ausscheidungsurographie, Isotopennephrographie
    Lymphographie – Rö-Thorax, Rö-LWS u. a. m.
    Probeexzision nach stationärer Aufnahme: Punktion von Gewebszylindern, Probelaparotomie

Besprechung der Untersuchungsbefunde mit der Patientin

Nachdem die Patientin sich angekleidet hat, erfolgt die ausführliche Besprechung.

Die Patientin will wissen:

> Wie ist der Befund?
> Besteht Krebsverdacht oder nicht?
> Liegt ein ernsthaftes Leiden vor?
> Sind die geklagten Beschwerden durch den erhobenen Befund erklärt?
> Welche Behandlung ist einzuschlagen?

Die Form, in der diese Fragen beantwortet werden, muß in das Ermessen des Arztes gestellt werden und variiert nach dem Bildungsgrad und der Persönlichkeit der Patientin. Bei Kindern wird die Information an die Eltern gegeben. Bei Minderjährigen ebenfalls, soweit deren Einverständnis vorliegt. Der Ehemann kann nur aufgeklärt werden, wenn hierzu der Wunsch und das Einverständnis der Patientin ausdrücklich zum Ausdruck gebracht wird.

Bei kinderlosen Patienten, insbesondere bei Jungverheirateten, steht häufig unausgesprochen eine weitere Frage im Hintergrund:

> Kann ich Kinder bekommen?

Auch zu dieser Frage muß sorgfältig Stellung genommen werden, allerdings mit dem Hinweis, daß Kinderlosigkeit in der Ehe zu etwa 40% durch den Ehemann zu verantworten ist, daß daher eine Untersuchung des Partners notwendig ist, ehe aufwendige Untersuchungen, z. B. die Prüfung der Tubendurchgängigkeit, eingesetzt werden.

Wir selbst bevorzugen eine knappe, sachliche Darlegung des erhobenen Befundes, bei Organveränderungen unterstützt durch eine Handskizze, und erläutern danach die geplante Therapie. Wir vermeiden gerne die Nennung einer spezifizierten Diagnose, weil die Patientin sich darunter nichts vorstellen kann. Ein lateinisches oder deutsches Wort verankert sich in ihrem Bewußtsein, häufig zieht sie ein Lexikon oder einen Gesundheitsratgeber heran, bezieht alle dort genannten Beschwerden und Komplikationen auf sich und beobachtet ängstlich jede Beschwerde, um sie mit der genannten Diagnose in Einklang zu bringen.

So kann das bei Beschwerden im Adnexbereich leicht hingeworfene Wort »Eierstockentzündung« jahrelang Klagen in Gang setzen. Der Nachbehandler, der sich überzeugt, daß die Erkrankung damals ohne Fieber, Leukozytose oder erhöhte BKS nach ambulanter Behandlung abklang, hat es schwer, diesen Komplex auszuräumen.

Erfahrene Gynäkologen sprechen von einem Myom nur dann, wenn sie die operative Entfernung in Aussicht nehmen müssen. Anderenfalls verschweigen sie die Diagnose, um nicht das Gefühl eines »Tumors im Bauchraum« — ärztlicherseits festgestellt — zu pflegen und chronische Beschwerden in Gang zu setzen. Wir selbst verschweigen den Befund nicht, weisen aber auf seine Harmlosigkeit hin, auf das fast gesetzmäßige Vorkommen von Myomen gegen Ende der Geschlechtsreife, und raten zu einer regelmäßigen Kontrolle, falls nicht die Beschwerden (verstärkte Blutung mit sekundärer Anämie, Druck auf die Nachbarorgane, Schmerzen) zur Operation zwingen. Diese ist also erst angezeigt, wenn das Myom als Hauptbefund für die Beschwerden einwandfrei verantwortlich ist. Bei Kreuzschmerzen kann das harmlose Myom Nebenbefund, die Ursache auf orthopädischem Fachgebiet liegen.

Indem wir den Befund erläutern, erklären wir der Patientin die Ursache ihrer Beschwerden unter Hinweis darauf, ob es sich um eine passagere Störung oder um eine ernsthafte, konsequent zu behandelnde Erkrankung handelt. Da nach den vorliegenden Befunden einschließlich der Anamnese mit großer Sicherheit zu sagen ist, ob ein Karzinomverdacht besteht oder nicht, nehmen wir auch hierzu Stellung und schlagen, falls Verdacht besteht, die weiteren erforderlichen diagnostischen Maßnahmen vor.

Karzinom

Ergibt die Untersuchung das Vorliegen eines Karzinoms, handelt es sich also um ein klinisch manifestes Karzinom, so sind wir mit einer Erklärung sehr zurückhaltend. In diesem Falle sollte man der Klinik, welche die Karzinom-Behandlung übernimmt, nicht vorgreifen, zumal die Prognose im Einzelfall stets ungewiß ist. Wir veranlassen daher unter dem Hinweis auf ein ernsthaftes Leiden, das stationärer Behandlung bedarf, die Klinikeinweisung. Dabei geben wir keinerlei Hinweise auf die therapeutischen Maßnahmen, um der endgültig behandelnden Instanz hier freie Hand zu lassen. Auf der gesondert zu sendenden Einweisung vermerken wir »Kollum-Karzinom, Patientin nicht informiert«, oder »dringender Verdacht auf Korpus-Karzinom, Patientin nicht informiert«. Unter allen Umständen vermeiden wir in der Sprechstunde das Wort Krebs, da bei der mangelhaften Aufklärung über die derzeitigen Heilungsmöglichkeiten die Patientin in diesem Wort ein Todesurteil sieht.

| *Karzinom-Verdacht*

Wird lediglich die Verdachtsdiagnose Karzinom gestellt, so haben wir keine Bedenken, sie offen auszusprechen, da im positiven Fall die Heilungsaussichten sehr gut sind. Wir betonen dies ausdrücklich und schlagen der Patientin weitere klinische Abklärung (präklinisches Karzinom) vor.

Bei der Bedeutung der Aussage: Verdacht auf Karzinom, d. h. anamnestisch, kolposkopisch, zytologisch auffällig, halten wir es für richtig, die definitive Diagnose der klinischen Untersuchung zu überlassen, damit dort gegebenenfalls sofort die Therapie angeschlossen werden kann und keine Zeit verlorengeht. Die Klinik wird sowieso erneut untersuchen, evtl. in Narkose, um die Ausdehnung des Prozesses festzulegen, sie wird die Gewebsentnahme vornehmen müssen, um den Charakter des Tumors sicher zu bestimmen, und sich danach für den einzuschlagenden Behandlungsweg entscheiden. In der Sprechstunde sollte man nicht den Ehrgeiz entwickeln, dieser definitiven Entscheidung vorzugreifen, sondern sich auf die Verdachtsdiagnose beschränken.

| *Kein Karzinom-Verdacht*

Haben Untersuchung und Anamnese keinerlei Hinweis auf das Vorliegen eines Karzinoms oder seiner Vorstadien ergeben (einschließlich Zytologie), so wird man dies dem Patienten ausdrücklich bestätigen können, mit der Einschränkung, daß die Aussage lediglich für den Genitalbereich und für die Dauer von etwa einem halben Jahr gilt. *Unter allen Umständen sollte der Arzt die günstige Gelegenheit nutzen, einige Worte zur Krebsaufklärung, insbesondere zum Wert der regelmäßigen Vorsorgeuntersuchung für die Krebsfrüherkennung, zu sagen.* Eine derartige persönliche Belehrung ist intensiver und nützlicher als alle anderen Maßnahmen der Bevölkerungsaufklärung (Vorträge, Presse, Rundfunk, Fernsehen).

Beispiel: 28jährige Patientin. Erstgeburt vor 4 Monaten; Knabe, 3800 g/ 52 cm. Geburtsdauer 20 Stunden. Episiotomie. Naht.
Menses bereits zweimal, regelmäßig.

Klagen: Druck nach unten, als ob etwas herausfällt, gelegentlich unwillkürlicher Urinabgang.

Befund: Vulva klafft, geringer Descensus der Vaginalwände, zirkuläre Erythroplakie. Kolposkopisch: Ektopie; zytologisch: negativ.

Besprechung:

»Der Befund erklärt die Ursache Ihrer Beschwerden: Durch Schwangerschaft und Geburt ist das Gewebe aufgelockert und gedehnt worden und

74

hat sich nicht ganz zurückgebildet. Dies ist kein ernsthaftes Leiden. Für Krebs der Unterleibsorgane besteht keinerlei Anhalt. Ich schlage Ihnen eine Übungsbehandlung durch Beckenbodengymnastik und leichten Ausgleichssport — vor allem Schwimmen — vor. Das Ergebnis hängt von Ihrer Initiative ab, es sollte in einem halben Jahr kontrolliert werden. Als Nebenbefund finde ich eine harmlose Veränderung am Muttermund, die ich behandelt habe. Sie wird in einem halben Jahr mitkontrolliert.«

Beispiel: 28jährige Patientin, seit einem Jahr verheiratet. Menarche mit 12 Jahren, danach Zyklus 30—32 Tage, 5 Tage lang.
Keine gynäkologische Anamnese, insbesondere keine Laparatomie, keine Entzündungen, keine Tuberkulose. Bis vor 6 Monaten Verhütungsmaßnahmen durch Ehemann (Kondom). Jetzt Kinderwunsch.
Erweiterte gynäkologische Untersuchung unauffällig.

Besprechung:

»Die bisherige Untersuchung ergibt bei Ihnen kein Empfängnishindernis, ein ernsthaftes Leiden liegt nicht vor, insbesondere kein Anhalt für Unterleibskrebs. Bei Ihnen ist der Eisprung etwa am 16. bis 18. Tag. Das Ei lebt nur einige Stunden. Wenn es zur Empfängnis kommen soll, muß der eheliche Verkehr kurz vorher liegen, also am 14. und 15. Tag. Vor dieser Zeit empfehle ich eine einwöchige Pause. Halten Sie diese Verordnung zunächst 3 Monate ein. Falls kein Erfolg eintritt, kommen Sie dann nach vorheriger Anmeldung zu einer erweiterten Untersuchung (Sims-Huhner-Test). Bis dahin zeichnen Sie in dieser Kurve (Basaltemperaturkurve) die Monatsblutung und die ehelichen Kontakte mit einem Kreuz ein.«

Beispiel: 46jährige Patientin ohne Beschwerden. Kommt lediglich zur Krebsvorsorgeuntersuchung. Alles o. B., bis auf ein mandarinengroßes Myom in der rechten Seitenwand des Uterus.

Besprechung:

»Sie haben keine Beschwerden, ein ernsthaftes Leiden, insbesondere ein Krebs, ist nicht festzustellen. Eine Behandlung ist nicht erforderlich. Empfehlenswert ist eine Kontrolle in Halbjahresabständen, damit wird man ein eventuell auftretendes bösartiges Leiden mit Sicherheit frühzeitig genug erfassen. Nebenbei gesagt: Ich habe eine Verdickung in der rechten Gebärmutterwand festgestellt, wie das bei Frauen in Ihrem Alter häufig vorkommt. Diese Verdickung kann bis zum Eintreten in die Wechseljahre evtl. zunehmen, daher wird man auch diesen Nebenbefund in einem halben Jahr kontrollieren.«

Beispiel: Klinisch-manifestes Kollum-Karzinom.

»Bei Ihnen habe ich eine Veränderung festgestellt, die in der Sprechstunde nicht ausreichend behandelt werden kann. Es ist möglicherweise ein ernsthaftes Leiden, ich überweise Sie daher sofort in die Klinik. Bitte stellen Sie sich auf einen längeren Krankenhausaufenthalt ein. Genaueres kann ich Ihnen im Augenblick noch nicht sagen. Wenn mein Kollege in der Klinik zu einem Resultat gekommen ist, will ich mich gerne weiter mit Ihnen darüber unterhalten.«

Beispiel: Verdacht auf Kollum-Karzinom, Kolposkopie auffällig, Zytologie positiv.

»Die sehr empfindlichen Methoden, die wir heute für die Krebsfrüherkennung verwenden, zeigen eine Veränderung, die sofort weiter abgeklärt werden muß. Das sollte am besten in der Klinik gemacht werden. Sie brauchen sich keine Sorgen zu machen. Mit dem bloßen Auge kann ich gar nichts sehen, und der Tastbefund ist auch unauffällig. Wenn also tatsächlich etwas Bösartiges vorliegen sollte, so kann man Sie mit Sicherheit heilen.«

Beispiel: Kein Karzinom, Kolposkopie o. B., Zytologie o. B., keine Blutungsanomalien.

»Bei Ihnen sind die empfindlichen Tests zur Krebsfrüherkennung negativ ausgefallen. Ich habe eine Kolposkopie durchgeführt und den Zelltest gemacht. Sie ergeben heute normale Verhältnisse. Wie Sie wissen, sollte man diese Tests bei Frauen über 30 Jahren in halbjährigen Abständen wiederholen. Für diese Zeit kann man garantieren, daß kein Krebs am Gebärmutterhals auftritt. Wenn alle Frauen so verständig wären wie Sie, würde niemand mehr an dieser Krebsart sterben. Bitte teilen Sie den günstigen Befund und das, was ich Ihnen gesagt habe, Ihrem Mann mit, damit er ganz beruhigt ist.«

Zusatzuntersuchungen

Bakteriologische Ausstrichentnahme

Erforderlich für Vaginal- und Zervikalraum:
Platinöse (ausgeglüht),
steriler Watteträger mit sterilem Reagenzglas,
Objektträger.

Vorgehen:
Einstellung der Portio und Vagina mit einem zweiblättrigen Spekulum.
Entnahme aus dem hinteren Scheidengewölbe, aus dem Zervikalkanal oder
aus einem Fistelgang (Douglas-Abszeß).
Zunächst mit der Platinöse Abstrich auf dem Objektträger.
Mit dem sterilen Watteträger zur kulturellen Untersuchung.

Bearbeitung:
Färbung der Platinösen-Abstriche auf dem Objektträger mit Methylenblau
und nach Gram (evtl. gezielte Spezialfärbungen *Ziehl-Neelsen* usw.).
Anlegung einer Kultur mit Durchführung eines Antibiogramms.

Beispiel: Auf dem Objektträger gramnegative, intrazelluläre Diplokokken.
In der Kultur Neisser-Bakterien gegen Penicillin stark empfindlich.

Diagnose: Gonorrhoe.

Erforderlich für Uteruskavum bei Tbc-Verdacht

Portiokappe zum Auffangen des Menstrualblutes (verschiedene Modelle:
Fikentscher und *Semm, Böttger* und *Rumphorst, Niedner*).

Vorgehen:
Einlegen des Portioadapters bei Beginn der Menstruation für mehrere
Stunden.

Bearbeitung:
Anlegung von mehreren *(Hohn)*-Kulturen.
Direkte Implantation beim Meerschweinchen heute nur noch seltener er-
forderlich.

Ergebnis:
Nachweis von säurefesten Mykobakterien.

Diagnose:
Endometrium-Tuberkulose; Genital-Tuberkulose.

Hb, Ery, Leuko, Blutsenkung, Urinuntersuchung, Blutdruckmessung

Hb (Hämoglobin) HK (Hämatokrit)

11 bei allen pathologischen genitalen Blutverlusten
    111 Hypermenorrhoen
    112 Polymenorrhoen
    113 iuvenile Blutungen
    114 klimakterische Blutungen
    115 Metrorrhagien
    116 Blutungen bei allen Formen des Aborts

12 bei Schockzuständen und Verdacht auf intraabdominale Blutungen
    121 Tubarruptur
    122 Tubarabort
    123 Corpus-luteum-Blutung

13 bei chronischen Infektionskrankheiten und konsumierenden Krankheiten

14 bei Klagen über Schwindel, Schwäche, Müdigkeit, Abgeschlagenheit

15 bei Malignomen, insbesondere nach Bestrahlung oder Behandlung mit Zytostatika

Erythrozyten

Zusätzlich zu 11 bei Differentialdiagnostik zwischen primären und sekundären Anämieformen.

Leukozyten

31 fieberhafte Erkrankungen

32 Infektionskrankheiten

33 entzündliche Prozesse

34 nach Strahlen- und Zytostatikabehandlung zum Nachweis einer Schädigung des blutbildenden Systems

Blutkörperchen-Senkungsgeschwindigkeit

41 fieberhafte Erkrankungen

42 Infektionskrankheiten

43 entzündliche Prozesse

44 Malignome und konsumierende Erkrankungen

RR = Riva-Rocci (Blutdruckmessung)

51 bei allen Patientinnen über 40 Jahre, insbesondere bei Blutungen in der Menopause

52 bei klimakterischen Beschwerden

53 bei endokrinologischen Störungen (z. B. adrenogenitales Syndrom)

54 bei Klagen über unklare Schwindel- und Schwächezustände, Müdigkeit, Abgeschlagenheit

55 bei Schockzuständen, akutem Abdomen, akuten Blutverlusten

Urinuntersuchungen

61 Albumin-, Glukose-, Nitrit-Teststreifen (halbquantitativ, qualitativ) routinemäßig bei allen Patienten einmal jährlich

62 Urinsediment oder Auszählung der Leukozyten in der Zählkammer bei Proteinurie oder Hinweis auf Zystitis oder Pyelonephritis

63 bakteriologische Urinuntersuchung bei entsprechendem Befund im Sediment

Probeentnahme von der Portio

Ist die Untersuchung nach dem beschriebenen Modus durchgeführt worden, insbesondere unter Einsatz der Zytologie, so erübrigt sich die Probeentnahme von der Portio in der Sprechstunde.

Sie hat den Vorteil der definitiven Diagnosestellung nur dann, wenn sie die richtige Stelle trifft. Verfehlt sie diese, so kommt es zu einer verhängnisvollen Fehlentscheidung. Mit dieser Verantwortung wird man sich in der Sprechstunde nur ungern belasten, auch wenn technisch gesehen die Probeentnahme in der Praxis keine Probleme bietet.

Gewebe wird entnommen

Mit dem scharfen Löffel
Bei einem dem Auge sichtbaren Tumor oder Krater (Inspektionsdiagnose: Karzinom), um einen histologischen Beleg zu haben und den Charakter des Tumors festzustellen.

Technik: Durch eine drehende Bewegung wird mit dem Löffel aus dem Tumor ein bohnengroßes Stück gewonnen und sofort in ein Gläschen mit 10% Formalin gelegt. Meistens bricht der Löffel in den Tumor ein. Der Tumor soll einerseits möglichst wenig gedrückt, gequetscht oder lädiert werden, andererseits genügt die Entnahme von lediglich nekrotischem Oberflächenmaterial nicht.

Häufig blutet es nach der richtig durchgeführten Entnahme, gelegentlich sogar stark. Es ist sicher ungünstig, wenn die Patientin anschließend herumgeht, weil dies wohl die Aktivierung des Tumors begünstigt. Das spricht für die Entnahme unter stationären Bedingungen.

> Bei einer Erythroplakie der Portio ohne Substanzdefekt oder Tumor, um zu einer histologischen Diagnose des Epithelbelages zu kommen.

Technik: Mit dem Löffel wird strichförmig die Oberfläche der Portio und der untere Teil des Zervikalkanales ausgekratzt, das gewonnene Material sofort fixiert. Dabei wird sorgfältig auf weiche Bezirke geachtet, in die der Löffel einbricht.

Die Methode tritt in Konkurrenz zur Zytologie, ist umständlicher, erfordert eine histologische Bearbeitung und kann häufig über das Verhalten eines atypischen Epithels zur Unterlage (Frage der Invasion) keine sichere Aussage machen. Sie kann jedoch, falls eine zytologische Untersuchungsmöglichkeit nicht besteht (Fehlen einer zytologischen Untersuchungsstelle), als Sprechstundenmethode empfohlen werden.

Handelt es sich um gutartige Veränderungen, z. B. eine Ektopie, so wirkt die Abschabung des ektropionierten Zylinderepithels mit oder ohne nachfolgende Verschorfung als Therapie, da die Epithelisierung vom Rande her in Gang gesetzt wird.

> *Mit dem Doppellöffel (sogenannte Knipsbiopsie) oder mit der Reifferscheidt-Probeexzisionszange.*

Technik: Der Doppellöffel wird fest auf die gewünschte Stelle aufgesetzt und durch Schließen eine kleine Gewebsprobe entnommen. Es wird empfohlen, an mehreren Stellen zu entnehmen, damit das Maximum der Veränderung erfaßt wird. Die Gewebsstückchen erlauben die Beurteilung des Epithels zur Unterlage.

Es kann jedoch trotz vorheriger kolposkopischer Festlegung des Bezirks, aus dem entnommen werden soll, und trotz mehrfacher Entnahmen ein kleines Karzinom der Diagnose entgehen. Dies gilt besonders dann, wenn die erythroplakische Veränderung den ganzen Muttermund zirkulär umgibt. In diesen Fällen ist die zirkuläre Biopsie (Cone-biopsy, Konisation) angebracht, die den ganzen veränderten Bezirk entfernt (s. unten).

Ein intrazervikal gelegenes Karzinom kann auf diese Weise nicht erfaßt werden. Zusätzlich daher Curettage des Zervikalkanals erforderlich.

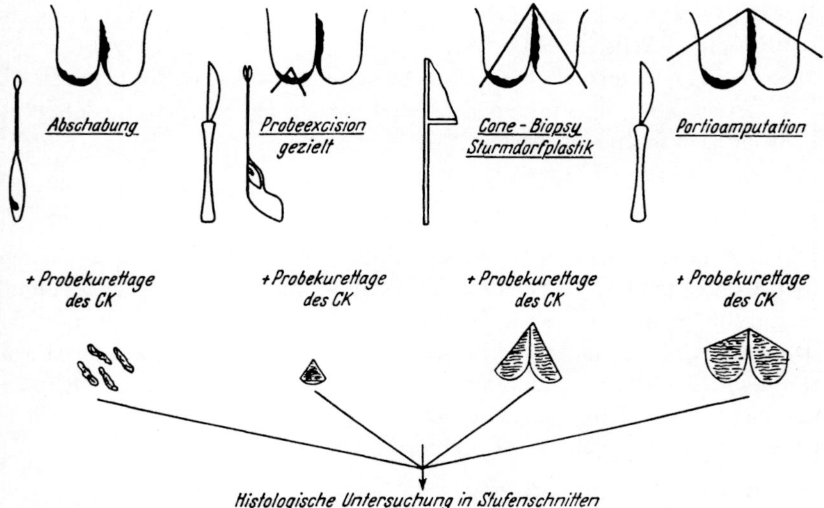

Probeentnahme von der Portio

▌ *Ringbiopsie mit einem an der Spitze abgewinkelten Spezialmesser.*

Technik: Nach Aufsetzen des Messers wird unter leichtem Druck das veränderte Portioepithel unter Leitung des Auges ringsum oberflächlich abgeschält, das Gewebe sofort fixiert.

Histologisch sind intraepitheliale Veränderungen gut, das Verhalten zur Unterlage nicht an allen Stellen sicher zu beurteilen. Es kann zu stärkeren Blutungen kommen, wenn man zu tief in das Gewebe eindringt.

Ein intrazervikal gelegenes Karzinom wird bei dieser Art der Entnahme nicht erfaßt. Zusätzlich daher Curettage des Zervikalkanals erforderlich.

▌ *Konisation mit dem Messer (scharfe Konisation).*

Benutzt wird ein scharfes, spitzes und schlankes Messer (Lanzettform). Der Eingriff erfolgt in Allgemeinnarkose oder nach Infiltration der Portio mit Novocain-Octapressin-Lösung.

Technik: Die Schnittführung richtet sich nach dem Alter der Patientin:

In der Geschlechtsreife breiter, kurzer Konus.

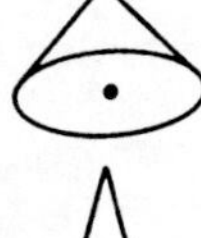

Im Senium hoher, schmaler Konus, um der Retraktion der Plattenepithel-Zylinderepithel-Grenze in den Zervikalkanal Rechnung zu tragen.

Der entstandene Gewebsdefekt wird nicht durch Naht versorgt, sondern sein Grund elektrisch verschorft.

Histologische Untersuchung nach Aufarbeitung in Stufenschnitten optimal. Die Größe des Eingriffs und die Gefahr nachträglich auftretender, evtl. bedrohlicher Blutungen verbietet die ambulante Ausführung. Ein Klinikaufenthalt von ca. 10 Tagen muß vorgesehen werden.

Elektrokonisation

Die Konisation wird in der beschriebenen Form mit dem elektrischen Messer oder mit einer an einem Kunststoffträger befindlichen, dreieckigen Drahtschlinge durchgeführt. Übung und Schnelligkeit sind erforderlich, damit das Gewebe nicht durch Verkochung für die nachfolgende mikroskopische Untersuchung unbrauchbar wird. Der Eingriff wird im allgemeinen nicht so ausgiebig gehalten wie die scharfe Konisation und entspricht daher eher einer erweiterten Ringbiopsie.

Da die Konisation ausgezeichnete kosmetische Ergebnisse gibt, für die histologische Diagnostik ein einwandfreies Substrat liefert, die Fertilität erhält und mit nur wenig Komplikationen belastet ist, hat sie die weiteren klinischen Methoden

Portioamputation und Sturmdorfnaht

in ihrer Anwendung auf die Fälle mit Elongatio colli eingeschränkt.

Strichabrasio

Die Strichabrasio dient der Funktionsdiagnose des Endometriums (Endometriumbiopsie) bei

Tempoanomalien des Zyklus mit der Frage: Ovulation oder nicht.

Sterilität mit Verdacht auf anovulatorischen Zyklus, wenn die Ergebnisse der Basaltemperaturmessung und Zytologie nicht ausreichen.

Kontrolle unter Hormonbehandlung zur Beurteilung der Wirkung.

Bei Verdacht auf einen organischen Prozeß (Polyp, insbesondere auf Korpuskarzinom) ist die Strichabrasio nicht ausreichend, da sie den Prozeß verfehlen kann. In diesem Fall Vollabrasio erforderlich.

Kontraindiziert ist die Strichabrasio bei

Vermutung einer jungen Gravidität.

Endometritisverdacht.

Verdacht auf Endometrium-Tbc (besser Menstrualblutuntersuchung).

Vorgehen: Nach sorgfältiger Reinigung der Portio und Jodierung geht man mit der Spezialcurette (sondenförmige Curette mit Fensterung nach *Novak* oder *Reifferscheid*) vorsichtig durch den Zervikalkanal bis zum Fundus uteri ein. Falls ein Anhaken der Portio überhaupt nötig ist, erfolgt dies mit einem einzinkigen Häckchen. Dann wird die Curette unter Druck gegen die Vorderwand des Korpus kräftig herabgezogen und das gewonnene Endometrium fixiert. Nochmals Eingehen und Strich von der seitlichen oder hinteren Korpuswand. Fixierung des Gewebes in 10% Formalinlösung.

*Systematik der Funktionsdiagnostik des Endometriums bei Abrasio**

	Re-generation	Pro-liferation	Sekretion	menstr. Abstoßung	ohne Funktion
zyklus-gerecht	10	20	30	40	50 ruhend
verkürzt	11	21	31	41	51 atrophisch
verzögert	12	22	32	42	52 zystisch atropisch
unterwertig	13	23	33	43	
unregel-mäßig	14	24	34	44	54
gland-zyst. Hyperplasie	15 postpartale und post-abortale Hyperplasie	25 gland-zyst. Hyperplasie ruhende und aktive Form	35 sekretorisch umgewan-delte Hyperplasie	45 abgeblutete Hyperplasie	55 regressive Hyperplasie
adenomatöse Hyperplasie		26	36	46	
umschrie-bene und Basalis-Hyperplasie	17	27	37	47	57
Abbruch-blutung	18 Zustand nach Abrasio	28	38	48 hormonelle Entzugs-blutung	58 anovula-torischer Zyklus

* Dallenbach–Hellweg, G.: Das Endometrium, Springer Verlag 1969

Sims-Huhner-Test

Der Test stellt fest, ob nach einer Kohabitation Spermien den Zervikalkanal erreicht haben und dort volle Beweglichkeit entfalten.

Durchführung

Die Patientin wird zu einem Zeitpunkt, der 1 bis 3 Tage vor der Ovulation
liegt, in die Sprechstunde bestellt, eine Kohabitation soll nicht länger als
8 Stunden zurückliegen.
Mit der Platinöse wird eine Sekretprobe aus dem mittleren Drittel des
Zervikalkanales entnommen und sofort unter dem Mikroskop untersucht.
Am besten eignet sich das Phasenkontrastmikroskop, andernfalls muß
der Kondensor tiefgestellt werden, um Kontrast zu schaffen.

Findet man reichlich gut bewegliche Spermien, so ist der Partner fertil und das
Zervixsekret kann von den Spermien durchwandert werden: Die Sterilitätsursache liegt weder beim Mann noch im zervikalen Bereich.

Findet man nur unbewegliche Spermien, so kann vorliegen:

a) Nekrospermie (Untersuchung des Ehemannes erforderlich).
b) Unverträglichkeit zwischen Zervixschleim und Sperma dieser beiden
   Partner
   wegen einer Endocervicitis chronica,
   aus immunologischen Gründen.

Findet man keine Spermien, so kann vorliegen:

a) Azospermie des Ehemannes (Untersuchung erforderlich).
b) Bereits vollzogene Durchwanderung der Spermien durch den Zervikalkanal.
c) Keine regelrechte Kohabitation.

Wird eine zervikal bedingte Sterilität vermutet, so kann der in diesen
Untersuchungen geübte und erfahrene Arzt auch unter Sprechstunden-
bedingungen den *Kurzrok-Miller*-Test durchführen.

Kurzrok-Miller-Test

Invasionstest in vitro

Wenn bei mehrmaligen Kontrollen der *Sims-Huhner*-Test negativ ist, dann
muß man untersuchen, ob diese Unstimmigkeit durch eine »Unverträglichkeit zwischen Spermasekret und Zervixsekret« zu erklären ist. Dazu
benutzt man im allgemeinen den *Kurzrok-Miller*-Test, der auch als gekürzter
Invasionstest (in vitro) bezeichnet werden könnte.

Vorgehen

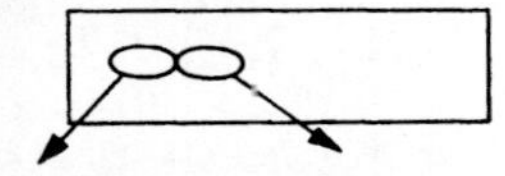

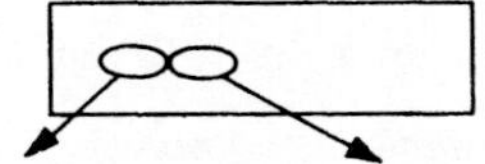

Beurteilung

Dringt das Fremdsperma in das Zervikalsekret der Probandin ein, liegt die
Konzeptionsschwierigkeit im Sperma des Ehemannes.

Dringt dagegen das Sperma des Ehemannes in typischer Weise in den
Zervixschleim einer fertilen Frau ein, dann liegt die Ursache in einer Un-
verträglichkeit der biochemischen Zusammensetzung des Zervixsekrets der
Ehefrau.

Sondierung des Zervikalkanals

Im Anschluß an den *Sims-Huhner*-Test kann man eine einfache Sondierung
des Zervikalkanals vornehmen. Anscheinend wirkt diese ovulationsaus-
lösend, so daß eine Empfängnis begünstigt werden kann.

Persufflation und Pertubation

Am Ende (nicht am Anfang) der diagnostischen Bemühungen bei einer
sterilen Ehe steht die Prüfung der Tubendurchgängigkeit, da es sich nicht
nur um intrauterine, sondern letzlich um intraabdominelle Eingriffe mit all
ihren Gefahren handelt.

Artefizielle Aszension von Entzündung.
Reaktivierung einer chronischen Entzündung.
Verschleppung von Karzinom- oder Endometriumgewebe.
Rupturen, Perforationen und andere mechanische Traumen im Geni-
taltrakt.
Eindringen von Kontrastmittel in Blut- oder Lymphgefäße, unter
Umständen mit Embolie.

und zusätzlich

Jodallergie,
Schleimhautreaktion auf Kontrastmittel,
Strahlenschaden.

zuvor muß *jede andere mögliche Ursache* der Sterilität *ausgeschlossen* werden. Insbesondere muß die Zeugungsunfähigkeit des Ehemannes und eine ausreichende Ovarialfunktion der Frau sichergestellt sein.

Folgende Vorsichtsmaßnahmen müssen getroffen, folgende Regeln eingehalten werden

1. Die Tubendurchgängigkeit soll nur in der präovulatorischen Phase, am besten am 4. bis 2. Tag vor dem Ovulationstermin, durchgeführt werden.
Eine junge Gravidität kann hierdurch sicher ausgeschlossen werden. Der Verschleppung von Endometrium wird vorgebeugt. Bei der Hysterosalpingographie stellen sich zu diesem Zeithunkt die Tuben optimal dar. Die Häufung von Konzeptionen nach Durchgängigkeitsprüfungen läßt darauf schließen, daß durch die Prüfung mechanische Passagehindernisse vorübergehend beseitigt werden können.

2. Zum Ausschluß akuter oder subakuter Entzündungen im Genitalbereich ist etwa 4 Tage vor dem vorgesehenen Eingriff neben der Temperaturmessung, der Kontrolle der BKS und der Leukozytenzahl das Vaginalsekret im Phasenkontrastmikroskop und das Zervixsekret nach Gram-Färbung zu beurteilen.
Bei pathologischer Zervix- oder Vaginalflora darf die Tubenwegsamkeit in diesem Zyklus nicht geprüft werden. Bei unauffälliger Flora soll 2 oder 3 Tage vor der Durchgängigkeitsprüfung zur Reduzierung der vaginalen Keimzahl täglich eine lokale antibiotische Scheidenbehandlung durchgeführt werden. Wenig aktive, tuberkulöse Genitalaffektionen sind unter Umständen auch mit diesen Methoden nicht zu erfassen. Es empfiehlt sich daher, eine eingehende Anamnese in dieser Richtung zu erheben.

3. Bei einer — noch so leichten — uterinen Blutung verbietet sich die Prüfung der Tubenwegsamkeit.
Malignome, Endometriumerkrankungen oder endokrine Störungen können die Ursache der Blutung sein.

4. Die Tubendurchgängigkeit darf nur unter streng aseptischen Kautelen durchgeführt werden.

5. Im Untersuchungsraum müssen alle Möglichkeiten der Behandlung von Allergie, Schock, akutem Versagen von Herz, Kreislauf und Atmung gegeben sein.

6. Nach der Untersuchung muß die Patientin eine angemessene Zeit beobachtet werden, da trotz strenger Indikationsstellung und Wahrung aller Vorsichtsmaßnahmen in etwa 2 bis 5⁰/₀₀ der Fälle Komplikationen auftreten.
Überwiegend handelt es sich um aszendierende Infektionen oder um die Reaktivierung von entzündlichen Genitalerkrankungen mit Pelveoperitonitis.

> Die Beschreibung der Vorsichtsmaßnahmen läßt erkennen, daß die Prüfung der Tubendurchgängigkeit am besten stationär durchgeführt wird.

Die beiden am meisten gebrauchten Methoden, *Pertubation* und *Hysterosalpingographie,* haben eine unterschiedliche Indikationsstellung.

Die *Pertubation* dient der groben Durchgängigkeitsprüfung der Eileiter, ist mit etwas weniger Gefahren verbunden als die Hysterosalpingographie und weniger aufwendig. Sie sollte deshalb immer als erste Methode zur Anwendung kommen. Bei besonders intensiver Beachtung der Indikationsstellung und der Vorsichtsmaßnahmen ist unseres Erachtens die ambulante Anwendung noch vertretbar, wenn eine mehrstündige, postoperative Kontrolle erfolgt. Allerdings darf nicht die von *Rubin* 1920 beschriebene intrauterine Luftinjektion mit großer Spritze zur Anwendung kommen. Die Gefahren der Lazeration und der Luftembolie sind zu groß. Geeignete Apparate, die

a) Kohlensäure statt Luft verwenden,

b) während der Prüfung den intrauterinen Druck messen und gleichzeitig graphisch registrieren (der intrauterine Druck soll 200 mm Hg nicht übersteigen),

c) die einströmende Gasmenge in ml/min anzeigen,

d) das System an der Portio mittels Portio-Adapter oder Zervikal-Ballon-Katheter reizlos fixieren,

stehen seit 1955 als Universal-Pertubationsgerät nach *Fikenscher* und *Semm* oder als Pangynor nach *Langlois* zur Verfügung.

Die Auskultationskontrolle wird allgemein nicht als ausreichender Beweis für die Tubendurchgängigkeit angesehen. Die Menge des durchströmenden Gases, evtl. kombiniert mit dem typischen Schulterschmerz, ist ein hinreichendes Zeichen für die Tubendurchgängigkeit. Ehe zum Nachweis des intraabdominellen Gases die Röntgenkontrolle herangezogen wird, erscheint uns die Hysterosalpingographie als das sinnvollere Verfahren. Einige Autoren glauben, mittels der appartiven Pertubation Aussagen über graduelle Unterschiede der Tubenwegsamkeit und über die Tubenperistaltik machen zu können. Diese Auffassung ist in der Literatur nicht unwidersprochen.

Die *Hysterosalpingographie* gibt Auskunft über Größe, Topographie, Konfiguration und Durchgängigkeit der Lumina von Zervix, Cavum uteri und Tuben. Unwegsamkeiten können lokalisiert werden. Nur peritubare Verwachsungen können unter Umständen nicht erkannt werden. Die Hysterosalpingographie kommt zur Anwendung, wenn die Pertubation keine eindeutige Tubendurchgängigkeit ergeben hat. Die sich heute immer mehr durchsetzende Verwendung wasserlöslicher Kontrastmittel führt nicht so häufig zu Schleimhautreaktionen, die Durchleuchtungskontrolle mit Bildverstärker reduziert die Strahlenbelastung. Dennoch bleibt die Hystero-

salpingographie — insbesondere bezüglich der artefiziellen Aszension von
Keimen — gefährlicher als die Pertubation und sollte der stationären
Untersuchung vorbehalten bleiben. Eine mindestens 24stündige, besser
36stündige postoperative Überwachung ist erforderlich.

Bei strenger Indikationsstellung und Beachtung der Vorsichtsmaßnahmen
sehen wir bei beiden Methoden keine Indikation zur antibiotischen Pro-
phylaxe peroral oder parenteral. Die diagnostische Aussage beider Methoden ist durch das Vorkommen von funktionellen Tubenspasmen beein-
trächtigt, die einen organischen Verschluß vortäuschen können. Eine
psychische Führung der Patientin, eine schmerzlose Durchführung der
Untersuchung und eine sedierende und spasmolytische Prämedikation mit
200 mg Dolantin und 0,5 mg Atropin scheint das Auftreten von Tubenspasmen weitgehend zu verhindern. Diese Prämedikation verlangt eine angemessene postoperative Überwachungszeit.

Abschließend seien noch weniger häufig angewandte Methoden zur Prüfung
der Tubendurchgängigkeit erwähnt.

Die *Chromopertubation nach Hinselmann* erfordert — so lange sie nicht im
Verlauf einer Laparotomie durchgeführt wird — eine Douglas-Punktion.
Damit ist der Eingriff erheblich erweitert.

Die *Hydrotubation mit laparoskopischer Kontrolle* erlaubt die subtilere
Beurteilung der Tubenbeschaffenheit, ihrer Motilität, des Fimbrienendes,
der funktionellen Verhältnisse, der Ovarien, der Befunde im Douglas und
auf dem Peritoneum als die Hysterosalpingographie. Die exakteren Resul-
tate im Vergleich zur Hysterosalpingographie rechtfertigen die Anwendung
der Chromopertubation oder der Hydrotubation unter laparoskopischer
Kontrolle.

Der *Speck-Test* beruht auf dem Nachweis von Phenosulfonphthalein im
Urin nach intraabdomineller Injektion von 10 ml des Farbstoffes via Uterus
und Tube. Der Farbstoff muß im Urin austitriert werden. Entsprechende
Laboreinrichtungen sind Voraussetzung.

Deszendierende Tubendurchgängigkeitsprüfungen mit Farbstoffen oder
Isotopen passen sich dem physiologischen Geschehen am besten an, sind
aber insgesamt aufwendig.

Diagnostisches Vorgehen bei Verdacht auf Vergewaltigung

Anamnese: Wesentlich bezüglich Tathergang und Vorgeschichte nur insoweit, ob und wie häufig intravaginale Kohabitationen mit Ejakulation stattgefunden haben sollen und welche Zeitspanne bis zur gynäkologischen Untersuchung angegeben wird.

Die weitere Vorgeschichte und die Begleitumstände des Tathergangs sind nicht Aufgabe der erforderlichen ärztlichen Erhebung und für das gynäkologische Gutachten überflüssig.

Allgemeine Untersuchung: Ist an der entkleideten Patientin vorzunehmen, wobei darauf zu achten ist, ob sich diese in einem Schockzustand oder in einer ausgeglichenen Gemütslage befindet.

Es ist am ganzen Körper nach Spuren einer Einwirkung von stumpfer oder spitzer Gewalt zu fahnden (Bedrohung?).

Spezielle gynäkologische Untersuchung: Inspektion der Vulva und des Hymenalringes (unter Zuhilfenahme des Kolposkopes). Prüfung der Weite und Durchgängigkeit des Hymens. Ist eine sichere Aussage möglich, ob die Probantin geboren hat oder nicht? Liegt eine Traumatisierung des äußeren Genitales (Schürfungen, Einrisse, Hämatom) vor, frische Defloration? Auf Blasenverletzungen achten (blutiger Urin?).

Speculumeinstellung: Darstellung der Vagina und der Portio mittels Specula und Absuchen nach Verletzungen der Vaginalwand, der Portio und des hinteren Scheidengewölbes. Ist der Muttermund grübchenförmig oder quergespalten, hat die Frau geboren oder nicht? Scheidenverletzungen liegen häufig im hinteren Vaginalgewölbe als querer Riß. (Frage der Perforation in die freie Bauchhöhle?)

Entnahme von Sekret aus der Scheide und dem Zervikalkanal, welches auf einem Objektträger mit einem Tropfen physiologischer Kochsalzlösung aufgebracht wird, zur Durchmusterung unter dem Phasenkontrastmikroskop als Nativpräparat (Suche nach Spermien).

Abstrich von Scheide und Zervikalkanal auf Objektträger mittels Wattestäbchen zur Färbung mit Metyhlenblau und nach *Papanicolaou* bei vorausgegangener Fixierung.

Tastbefund: Mittels bimanueller Untersuchung Beurteilung von Lage, Größe, Form, Konsistenz und Beweglichkeit des Uterus sowie der Adnexe.

Zusammenfassung und Beurteilung: Kurze Beschreibung der erhobenen Befunde, dabei ist zu beachten:

1. Frische Deflorationsverletzungen und bewegliche Spermien (Phasenkontrastmikroskop) ist gleich Geschlechtsverkehr innerhalb der letzten
   24 Stunden.

2. Teilweise mit Schorf bedeckte Deflorationsverletzungen und unbewegliche Spermien (Phasenkontrastmikroskop) = Geschlechtsverkehr länger
   als 24 Stunden zurückliegend.

3. Ältere Deflorationsnarben und keine Spermien (Phasenkontrastmikroskop) = Geschlechtsverkehr länger als 48 Stunden zurückliegend oder
   kein Samenerguß erfolgt.

Typische Krankheitsbilder

Ätiologie	Symptome, Diagnostik	Therapie

Kollum-Karzinom

Histogenese des Kollum-Ka.: Metaplastisches Plattenepithel, einerseits aus Basalzellen, andererseits über indirekte Metaplasie aus den sog. »reserve cells« des ektop. Zylinderepithels entstehend. Entweder Überkleidung der auf der Portiooberfläche liegenden Zervixschleimhaut (unverdächtig) oder über epitheliale Atypien zum Oberflächen-Ca.

Erste Wachstumsphase:

abnormes Epithel in unruhiges Epithel übergehend (Dysplasie geringeren Grades) atypisches Epithel (Dysplasie höheren Grades) übergehend in gesteigert atyp. Epithel (Ca.-in-situ, Oberflächen-Ca.), die Zellen entsprechen histolog. denen des Karzinoms, die Grenze zum Bindegewebe wird nicht überschritten.

Das häufigste aller Genital-Karzinome ist das Kollum-Ca., Altersgipfel um das 45. Lebensjahr Erstsymptome = Spätsymptome

(blutig verfärbter Ausfluß, atyp. Blutung, Kontaktblutung) sind keine Frühsymptome; treten bei mit Zerfall einhergehenden Gewebsdefekt auf, sind also Symptome eines mehr oder weniger weit fortgeschrittenen Gebärmutterhalskrebses.

Durch Erstsymptome ist ein beginnendes Ca. nicht erfaßbar. Da subjektive Frühsymptome fehlen, Erfassung der objekt. Frühveräderungen, das sog. Oberflächen-Ca., als hochgradig atypische, noch nicht invasiv begrenzte Epithelbezirke an der Portiooberfläche und im Halskanal.

Möglich durch Vorsorgeuntersuchungen alle 6—12 Monate unter Einsatz von Suchmethoden.

Krebsentstehung stufenweiser Vorsprung mit Latenzzeit, Ca. in situ, präinvasives Stadium des invasiven Karzinoms. Spontane Rückbildung nicht bewiesen. Chance der 100%igen Heilung bei Behandlung des Ca. in situ.

Bei Collum-Carcinom im Stadium:

  Ia 90%

  Ib 60—80%

  II   30—50%

  III 20—30%

  IV   0— 2%

Steigende Anzahl erfaßter Frühfälle gleichbedeutend mit Abnahme der Zahl der klinischen Ca.

Konisation: Exzision von Frühveränderungen im Gesunden. Miterfassung des gesamten auf der Portiooberfläche liegenden Drüsenfeldes. Ausdehnung des veränderten Epithels an der Portiooberfläche durch Schillersche Jodprobe darstellbar.

Ätiologie	Symptome, Diagnostik	Therapie

Zweite Wachstumsphase: Invasion. Sitz der Frühveränderungen: ca. 90% der Fälle im Plattenepithelbereich der Zervixdrüsen im Bereich einer Umwandlungszone, abhängig vom Sitz der unteren Zervixdrüsen, zur Geschlechtsreife meist an der Oberfläche der Portio, im Klimakterium und in der Postmenopause intracervical. Verteilung: $^1/_5$ Portiooberfläche, $^1/_5$ im CK, $^3/_5$ um den äußeren Muttermund herum. Frühinvasive Ca. mit eben beginnender, nur histolog. erkennbarer Invasion.
 	
2 Entwicklungsstufen:
 	
1. beginnende Stromainvasion als Einbruch des Oberflächen-Ca. in das Stroma,
2. klinisch invasives Ca., abgegrenzten Tumor darstellend.
Häufig von mit krebsigem Epithel angefüllten Zervixdrüsen ausgehend.
	Voraussetzung ist Aufklärung der Bevölkerung. Durch Früherfassung 2 Hauptgruppen:
	I. Präklinische Karzinome gliedern sich auf in
	  1. Oberflächen-Ca.,
	  2. frühinvasives Ca.
	  mittels Suchmethoden (Kolposkopie und Zytologie) verdächtig befunden und histolog. diagnostiziert.
	II. Klinische Karzinome. Diagnose durch Spekulumuntersuchungen und Palpation, histolog. nur bestätigt.
	Erfassung des präklinischen Ca. durch
	  1. Suchmethoden,
	  2. diagnostische Methoden,
	um den Verdacht auf eine maligne Entartung histolog. abklären zu können.
	  I. Suchmethoden
	    a) Zytologie: Abstrichentnahme im Bereich einer Erythroplakie zur Erfassung von abgeschilferten Zellen aus krebsverdächtiger Stelle. Mikroskopische Beurteilung des auf einem Objektträger ausgestrichenen, in Äther-Alkohol fixiertem und nach PAPANICOLAOU gefärbten Zellmaterials (Vaginalsmear).
	Wichtigste zytolog. Merkmale der Tumorzellen:
	1. Kernpolymorphie: verschieden große, gewöhnlich größer als normal und verschieden geformte
		Gutes kosmetisches Ergebnis, Naht nicht erforderlich.
		
		Schnittführung: Frauen in der Geschlechtsreife: kurzer Konus mit breitem Basaldurchmesser. Frauen im Klimakterium und Menopause: langer Konus mit kleinem Basisdurchmesser, um endozervikale Veränderungen mit zu erfassen. Im Konus sollten mindestens $^2/_3$ des CK enthalten sein.
		Op.-Vorgehen entweder scharf mit Skalpell oder Elektrokonisation und abschließende elektr. Verschorfung zur Blutstillung.
		Weniger geübte Verfahren: Ringbiopsie, flache und hohe Portioamputation.
		
		Konisation bei Ca. in situ und jüngeren Frauen ausreichende Therapie, wenn histolog. durch Stufenserienschnitte untersucht, im Gesunden entfernt wurde und keine invasiven Veränderungen nachweisbar sind. Weiterhin zytolog. kolposkop. Kontrolle regelmäßig zuerst nach 3,

Merkmale: Auftreten als knospenförmige Sprossung in schlanke Spitzen auslaufend oder in das Stroma abtropfend. Histolog. Entscheidung schwierig, ob beginnende Invasion oder noch nicht invasiv.

Histomorpholog. Merkmale: Sprunghafter Wechsel der morpholog. Kriterien in umschriebenen Herden bei Invasion. Ebenso Veränderungen im Stroma als netzförmige, teils weitmaschige Lockerung des bindegewebigen Stromas, teils Faserbruch.

Einteilung der Frühfälle:

1. Ersatz des Plattenepithels durch krebsiges Epithel,
2. plumpes Vorwuchern,
3. beginnende Stromainvasion mit Bildung spitzer Zapfen,
4. netzige Infiltration,
5. plumpes Vorwuchern.

Ausbreitungswege des Kollum-Ca. nach Überschreiten des Kollum:

1. kontinuierlich in die Umgebung,
2. lymphogene,
3. hämatogene Metastasierung

2. Hyperchromasie der Kerne. Dyskariotische Zellen sind Zellen mit Kernanomalien ohne Anomalien des Zellplasmas.
3. Zellpolymorphie.

Zytolog. Befund nach Papanicolaou:
1. unauffällig;
2. nicht verdächtig;
3. atypisch, unsicher krebsverdächtig;
4. stark krebsverdächtig;
5. auf Oberflächen- oder invasives Ca. hinweisend. Abklärung von Gruppe 4 und 5 durch Histologie.

Richtige Ergebnisse sind nur bei Einhaltung der Entnahme- und Fixierungstechnik sowie durch einen erfahrenen Zytologen zu erhalten. Hinweis auf Ca. schon bei makroskop. unauffälliger Portio möglich. Treffsicherheit von ca. 95%.

b) Kolposkopie: Betrachtung der Portiooberfläche mit Lupenvergrößerung, der Plattenepithel-Zylinderbereich an der Portio muß einsehbar sein. Dies ist bei Frauen in der Geschlechtsreife der Fall, bei Frauen in der Menopause ist dieser Bereich in den CK gewandert. Differenzierung des Portiobildes, wenn erforderlich, bei Epithelveränderung gezielte Probeexzision. Erweiterte Kolposkopie durch Abtupfen mit 3%iger Essigsäurelösung, dadurch deutlichere Darstellung durch Schleimausfüllung.

später 6 Monaten. Bei älteren Frauen (über 40 Jahren) und nicht im Gesunden entfernten Ca. in situ abdominale oder möglichst vaginale Uterusexstirpat. unter Mitnahme einer Scheidenmanschette. Bei nicht operablen Frauen jenseits der Menopause Ra.-Beh. mit $^2/_3$ der üblichen Dosis. Frühinvasive Ca. müssen einer radikalen operativen Therapie zugeführt werden.

Therapie des klinischen Kollum-Ca.:
1. Radikaloperation,
2. alleinige Strahlenbeh.,
3. Kombination von Radikalop. und Strahlenbeh.

Zu 1:
a) abdominaler Weg, Wertheim-Meigs Op. mit Entfernung des parametranen Weges, der Lymphknoten im Op.-Gebiet und einer Scheidenmanschette.
b) vag. Radikalop., die Lymphknoten werden nicht mit entfernt, der Eingriff ist weniger belastend.

Ätiologie	Symptome, Diagnostik	Therapie

zu 1. kontinuierlich (symptomreich) Einbruch in Scheidenwände, entlang der Arteria uterina ins seitliche Parametrium bis zur Beckenwand, ferner in das Septum vesico-vaginale und Septum recto-vaginale mit Erfassung weiterer Nachbarorgane, der Ureteren, ilialcalen Gefäßen und des Nervus ichiadicus.

Lymphogene Metastasierung:
am häufigsten
1. Fossa obturatoria,
2. Lymph. interiliaci,
3. Lymph. iliaci communis,
4. Lymph. iliaci externi
befallen, die auch bei der abdominalen Radikaloperation (*Wertheim-Meigs*) entfernbar sind.

Stadium I 10—20% spez. Lymphknotenbefall,
II 20—30% spez. Lymphknotenbefall,
III 30—50% spez. Lymphknotenbefall,
IV 60—80% spez. Lymphknotenbefall.

Kolposkopische Befunde: Makroskopischer Sammelbegriff Erythroplakie. Unverdächtig
1. Ektopie: Zervikales Zylinderepithel auf der Portiooberfläche in der Umgebung des Muttermundes;
2. benigne Umwandlungszone: Als Regenerationszone Einwachsen neugebildeten Plattenepithels in den Ektopiebereich mit ganzer oder teilweiser Überhäutung des Zylinderepithels durch Überwachsen mit Verschluß von Drüsenöffnungen. Bildung von schleimhaltigen Retentionszysten (Ovula Nabothii).
Auffällige Befunde:
1. Leukoplakie; Parakeratose oder Verhornung der oberflächlichen Epithellagen in einem scharf begrenzten oberflächlichen Bezirk mit scholliger Oberfläche als charakteristisches Zeichen des atypischen Epithels.
2. Grund: Unter der Leukoplakie; zeigt rötliche Pünktchen, die durchschimmernden Gefäßschlingen innerhalb einer Bindegewebspapille entsprechen. Papillärer Grund ist die vergrößerte Form.
3. Felderung: weiß-gelbliche Felder, durch zarte Fugen voneinander getrennt, von blockartig sich in die Zervixdrüsen hineinschiebenden oder gegen das Bindegewebe unter Zapfenbildung

Die Prognose nicht radikal genug operierter oder nur anoperierter Kollum-Ca. ist schlechter als durch alleinige Strahlenbeh. Beide Op.-Methoden sind in bezug auf radikale Entfernung von Parametrien und Scheide gleichwertig.
Primäre Strahlenbeh. 2 Forderungen:
1. Maximum der applizierten Strahlung im Tumor;
2. günstige relative Herdraumdosis = im Tumor zur Wirkung gelangende eingestrahlte Rö.-Bestrahlung.
Radiumtherapie:
Nahbestrahlung des Tumors. Wirkungsbereich bis zu 3 cm (ab Stiftmitte). Verabreichung von ca. 6000 mgeh in 2—3 Sitzungen im Abstand von 2—3 Wochen durch bis zum Fundus reichenden Stift und Platte. Gute Scheidentamponade, um Belastung von Blase und Rektum herabzusetzen.
Zur Ergänzung die perkutane Rö.-Therapie, um die Parametrien mit zu erfassen.

Hämatogene Metastasierung:
Durch Einbruch in eine Vene erst
spät auftretend.

Fernmetastasen in: Lunge,
Leber,
Knochen;
seltener: Niere,
Gehirn,
Haut,
dann infauste Prognose.

International gilt die Vereinbarung,
daß für die Einreihung in die Stadien
I. bis IV. nur der Aufnahmebefund
maßgebend ist.

Stadieneinteilung:
  I. auf Zervix beschränkt;
 II. Befall der Parametrien, Becken-
     wand nicht erreicht, Vagina obe-
     res Drittel;
III. Parametrien bis Beckenwand,
     unteres Drittel der Vagina;
 IV. Ausdehnung über Becken hinaus,
     Befall von Nachbarorganen
     (Blase, Rektum), Fernmetastasen.

vordringenden Plattenepithelkolben gebildet
und durch zarte Bindegewebsleisten getrennt.
4. Erosio: Epitheldefekt, Bindegewebe mit Gefäßen freiliegend, von Plattenepithelsaum be-
   grenzt.
5. atyp. Umwandlungszone: vielgestaltiger und
   unruhiger Bezirk mit verwaschenem Farbton
   sowie wirr und ungeordnet verlaufenden Gefäßen.

Anwendung der Suchmethoden: Zytolog. Abstrich für prakt. Arzt einfacher, erfordert weniger
Zeitaufwand, Fixierung durch Zyto-Spray, jährliche Kontrolle. Kolposkopie verlangt mehr Zeitaufwand und Erfahrung. Unbedingt mit Suchmethoden verknüpft, Spekulumunters. und Palpation. Vom Facharzt außer Spekulum und Palpation
zytolog. und kolposkop. Kontrolle jährlich durch-
zuführen.

Diagnostische Methoden:
1. Zervixcurettage,
2. gezielte Probeexzision.
Unter kolposkop. Kontrolle aus suspekt. Portio-
bereich zur morpholog. Vordiagnostik. Ausnahme
invasives Ca., dann schon Diagnostik.
Zervixkonisation:
Endgültige histolog. Klärung durch Suchmethoden entdeckter Epithelatypien mittels Stufenserien-
schnitten.

1. konventionelle Therapie
   a) Kreuzfeuermethode. Fraktio-
      nierte perk. Bestrahlung des
      kleinen Beckens unter Scho-
      nung von Blase, Darm und
      Schenkelhals. Gesamttiefen-
      dosis auf jeder Seite des kleinen
      Beckens zwischen 2500—3500
      RHD;
   b) Siebbestrahlung. Abdecken der
      Haut durch Auflegen eines
      Bleisiebes mit vielen runden
      oder quadratischen Öffnungen,
      damit räumliche Fraktionierung.
      Hohe Belastbarkeit der Haut
      ermöglicht hohe Tiefendosen.
   c) Bewegungstherapie (Pendel-
      konvergenz-, Konvergenz-
      methode), Bestrahlung der
      Parametrien durch zweiseitige
      exzentrische Pendelbestrahlung.
2. Hochvolttherapie (Telekobalt oder
   Betatron). Dosierung günstiger
   wegen relativer Absorptionsgleich-
   heit von Knochen und Weich-
   teilen, geringere Hautbelastung bei
   höherer Herddosis.

Ätiologie	Symptome, Diagnostik	Therapie

	Klinisches Kollum-Ca.: Mit dem Auge unter Spekulumunters. und mit dem Finger durch Palpation zu diagnostizieren. Bestätigung durch Histologie nach Entnahme von Material mit scharfem Löffel oder Kürette oder Probeexzision. Wachstumsformen:
	I. Ektozervix
	  1. Endophyt
	  2. Exophyt
	II. Endozervix
	  1. tiefsitzendes Zervixhöhlen-Ca.
	  2. hochsitzendes Zervixhöhlen-Ca.
	Endophyt: Umwandlung der Portio und der Zervix in einen palpat. derben knotig-knolligen Tumor, mit Auftreibung durch Nekrose, Zerfall und Abstoßung. Bildung eines Ulcus carcinomatosum, aus dem sich ein tiefer Krater entwickelt.
	Exophyt: blumenkohlartige Wucherung in die Scheide hinein, gleichzeitig endophytisches Wachstum sowie Zerfallsneigung und dadurch entstehende kraterähnliche Geschwüre.
	Zervixhöhlen-Ca.: Entwicklung im CK hinter der Portio. Beim Zerfall Abgang von Blut aus dem äußeren Muttermund. Klärung durch frakt. Curettage und histolog. Unters.
		Bei klinischer und allgemeiner Operabilität, operative und Strahlentherapie in Leistung gleichwertig. Stadium III—IV. Bestrahlung. Stadium I—II Op. oder Bestrahlung. Vorteile der Operation: schnellere Erholungsfähigkeit, keine Strahlenfolgen (Blase, Rektum, Ureter). Unbedingte Indikation zur Op. gleichzeitig Myom, Ovarialtumor, Adnexentzündung. Nachbestrahlung nach Op. Sicherheitsmaßnahme vor allem bei Stadium II.

Tiefsitzendes Zervixhöhlen-Ca.: vorwiegend bei alten und älteren Frauen mit in den unteren Teil des CK hineingezogenen Plattenepithel-Zylinderepithelbereich.

Hochsitzendes Zervixhöhlen-Ca.: 95% Plattenepithel, 5% Adeno Ca., durch indirekte Metaplasie innerhalb des Zylinderepithels gebildet, palpat. tiefer Kollum-Knoten, Portio erst spät einreißend und dann tiefen Krater zeigend.

Symptome des klinischen Kollum-Ca.:

Erstsymptome: Ausfluß, von der Regel unabhängige Blutungen nach Kohabitation oder Stuhlgang. Spätsymptome: lebensbedrohliche starke Blutungen bei Gefäßerosion, Schmerzen durch Irritation des Nervus ischiacicus und obturatorius. Thrombosen und Ödem des Oberschenkels durch Ummauerung der iliacalen Gefäße, Blasentenesmen und Blutungen bei Befall der Blasenwand, chronische Verstopfung und Ileussymptome durch Ummauerung des Rektums, Palliativoperation (Anus praeter naturalis) erforderlich. Kloakenbildung bei Durchbruch mit Blasen- oder Rektumscheidenfistel. Umklammerung eines Ureters → Hydronephrose und beider Ureteren Urämie.

Bei Feststellung eines Kollum-Ca. in der Schwangerschaft sofortige Behandlung ohne Rücksicht auf Zeitpunkt der Schwangerschaft. Prognose der Behandlung nach Beendigung der Schwangerschaft schlecht.

Korpus-Karzinom

Das Korpus-Karzinom geht vom Endometrium des Corpus uteri aus. Histologisch handelt es sich fast immer um ein Adeno-Karzinom, die selten vorkommenden Plattenepithel-Karzinome des Corpus uteri werden mit Plattenepithelmetaplasien des Endometriums erklärt.

Es ist wahrscheinlich, daß das Korpus-Karzinom aus einer atypischen Hyperplasie des Endometriums, die also als Präkanzerose anzusprechen ist, entsteht. Den Östrogenen wird eine fördernde Rolle zugeschrieben. Die Ausbreitung erfolgt langsamer als beim Zervix-Karzinom. Meist bleibt das Korpus-Karzinom relativ lange auf die Schleimhaut beschränkt; die Grenze des Uterus wird erst spät überschritten. Von einer umschriebenen Stelle des Endometriums ausgehend — bevorzugt sind die Tubenwinkel — wächst es entweder als flacher Tumor mit polypösen Vorwucherungen, exophytisch polypös

Das Korpus-Karzinom ist mit 21% das zweithäufigste Karzinom der weiblichen Genitalorgane. Es tritt im allgemeinen in der Postmenopause (Altersgipfel 50.—60. Lebensjahr) auf; in der Zeit der Geschlechtsreife ist es sehr selten. Frauen, die nicht geboren haben und solche mit einem Uterus myomatosus, werden relativ häufiger betroffen. Die *Erstsymptome* sind — im Gegensatz zum Zervix-Karzinom — meist noch Frühsymptome: Durch oberflächlichen Zerfall entstehen Blutabgänge, die meist als Metrorrhagien oder Blutungen in der Postmenopause imponieren. Bei Blutungen in der Postmenopause kann man in 30% aller Fälle ein Korpus-Karzinom erwarten. Seltener tritt vor der eigentlichen Blutung ein korporaler Fluor auf; exophytisch wachsende Karzinome können wehenartige Schmerzen verursachen. Beim Bestehen einer Pyometra wird nach Ablassen des Eiters baldmöglichst eine Abrasio angeschlossen, da sich dahinter häufig ein Korpus-Karzinom verbirgt.

Suchmethoden, wie Abstrich nach Papanicolaou oder Kolposkopie, sind für die Erfassung der Korpus-Karzinome nicht tauglich; die Diagnose

Beim Vorliegen einer adenomatösen Hyperplasie sind Kontrollabrasionen im Abstand von ca. einem halben Jahr ausreichend.

Die Behandlung des manifesten Korpus-Karzinoms kann individuell gehandhabt werden. In Betracht kommen:

1. Die operative Behandlung mit oder ohne Nachbestrahlung oder evtl. nach präoperativer Bestrahlung.
2. Die primäre Strahlentherapie.

Zu 1: Wenn allgemeine und lokale Operabilität es zulassen, ist die abdominale oder vaginale Uterusexstirpation mit Adnexen die Therapie der Wahl. Eine Scheidenmanschette kann, wegen der relativen Häufigkeit der Scheidenstumpfrezidive, mitgenommen werden. Aus dem gleichen Grund sollte postoperativ eine Radiumeinlage im Scheidenstumpf vorgenommen werden.

in das Uteruscavum hinein oder
seltener endophytisch.
Es breitet sich
1. kontinuierlich in die Umgebung,
2. durch lymphogene oder (und)
   hämatogene Metastasierung
aus.

Zu 1. (seltener): Übergreifen auf die
Zervix, wodurch die Möglichkeit des
Einwachsens in die Parametrien
gegeben ist. Durchwachsen der
Uterusmucosa, evtl. Durchbruch in
die freie Bauchhöhle, Weiterwachsen
in die Tuben, besonders, wenn eine
Tubenendometriose bestanden hat.
Zu 2.: Metastasierung relativ häufig
in die Ovarien oder (und) in die
Tuben. Retrograde Metastasierung
in die Vagina, wobei das obere Drittel
bevorzugt wird. Lymphogen in die
Lymphoglandulae lumbales und
paraaortales; die iliakalen Lymphknoten werden meist übersprungen.

Eine Fernmetastasierung auf dem
Blutwege erfolgt selten oder spät.

wird einzig durch die histologische Untersuchung
des bei der fraktionierten Abrasio gewonnenen
Materials gestellt. Die vaginale Tastuntersuchung
ergibt in Frühfällen meist einen normalen Befund.
Sie trägt nur dann zur Diagnose bei, wenn das
Korpus durch Tumorwachstum oder durch eine
Pyometra aufgetrieben sein sollte oder wenn das
Karzinom die Grenzen des Uterus überschritten
hat. Durch rektale Untersuchung erkennt man
hauptsächlich einen Befall der Parametrien.

Die Stadieneinteilung wird nach der diagnostischen
Abrasio und der Tastuntersuchung festgelegt und
nicht mehr geändert.

Wenn bei der fraktionierten Abrasio nicht ent-
schieden werden kann, ob ein Zervixhöhlen-
karzinom auf das Corpus uteri oder ein Korpus-
Karzinom auf die Zervix übergegriffen hat, wird
ein Adeno-Karzinom dem Korpus und ein Platten-
epithel-Karzinom der Zervix zugeordnet.

Das gleichzeitige Auftreten eines Ovarial- und
Tuben-Karzinoms und eines Korpus-Karzinoms
wird heute nicht mehr als Metastasierung, sondern
als Doppelkarzinom bzw. Systemerkrankung angesehen

Auf die postoperative perkutane
Nachbestrahlung kann nach Ansicht
mancher Autoren dann verzichtet
werden, wenn die genaue Untersuchung des Operationspräparates
ergibt, daß das Karzinom die Grenzen
des Corpus uteri nicht überschritten
hat. Sie wird in gleicher Weise wie
nach der Operation eines Zervix-
Karzinomes als
Kreuzfeuermethode,
Siebbestrahlung,
Bewegungstherapie,
Hochvolttherapie
durchgeführt.

Die präoperative Bestrahlung, die in
Deutschland seltener geübt wird,
dient der Verbesserung der Opera-
tionsergebnisse bei Verdacht auf
Metastasen in den Parametrien oder
im Ovar.

Zu 2: Bei der primären Strahlentherapie werden durch zwei oder drei
Einlagen Radium in Form von kleinen, ciförmigen Radiumträgern oder
Kobalt als Kobaltperlen intrauterin
appliziert. Die Radiumdosis beträgt

Ätiologie	Symptome, Diagnostik	Therapie

Stadieneinteilung
 0 Adenomatöse Hyperplasie. Verdacht auf Malignität
 I Begrenzung auf das Corpus uteri
 II Übergreifen auf die Cervix uteri
 III Ausbreitung außerhalb des Uterus innerhalb des kleinen Beckens (aber nicht Blase oder Rektum)
 IV Überschreiten der Grenze des kleinen Beckens. Befall von Blase oder Rektum

Rezidive treten am häufigsten in der Vagina, an der Beckenwand und in den Ovarien auf (durchschnittlich später als beim Zervix-Karzinom). Die häufigste Komplikation ist eine Pyometra durch aufsteigende Infektion in zerfallendes Tumorgewebe oder nach intrakavitärer Bestrahlung.

insgesamt ca. 6000 mgeh. Durch diese »Packmethode«, bei der das Cavum mit Radiumträgern oder Kobaltperlen vollgepackt wird, wird eine ideale räumliche Dosisverteilung mit hohen Strahlendosen auf Endometrium und Myometrium erreicht. Durch direkten Kontakt der Strahlenquelle mit dem Endometrium werden bessere Ergebnisse als mit der Kurzdistanztherapie oder mit Röhrenfiltern erzielt. Bei einer der Einlagen kann eine vaginale Applikation von Radium mit einem Kegel oder einer Platte als Träger erfolgen.

Die perkutane Nachbestrahlung erfolgt wie beim Zervix-Karzinom als Siebbestrahlung, Bewegungstherapie, Hochvolttherapie.

Rezidive werden, soweit sie nicht operativ angegangen werden können, lokal mit Radium oder perkutan meist mit der Hochvolttherapie bestrahlt.

Fernmetastasen werden in einem Teil der Fälle mit hohen Dosen Progesteron oder synthetischen Gestagenen, evtl. in Verbindung mit Zytostatika, günstig beeinflußt.
Die Behandlung einer Pyometra besteht im Ablassen des Eiters durch Dilatation des Zervikalkanales und Einlegen eines Fehling-Röhrchens.
Behandlungsergebnisse (Heilung nach 5jähriger Beobachtung).
Gesamt: 55—65%.
Operative Behandlung mit oder ohne Nachbestrahlung: 70—80%.
Alleinige Stahlentherapie: 40—50%.
Stadium I: 70—80%,
Stadium II: 20—30%.
Bei Stadium III und IV werden nur selten Dauerheilungen beobachtet.

Die entzündlichen Erkrankungen der weiblichen Genitalorgane, ihre Erkennung und Behandlung

Neben abnormen Schwangerschaftsentwicklungen, Neubildungen und Lageveränderungen gehören entzündliche Erkrankungen zu den häufigsten Affektionen der weiblichen Genitalorgane. Die Möglichkeiten ihrer Erkennung und Behandlung sind daher von Interesse für den Gynäkologen wie für den praktischen Arzt.

Im folgenden wird eine tabellarische Übersicht über die entzündlichen Genitalerkrankungen sowie über ihre Symptomatik und Therapie gegeben.

Entzündliche Erkrankungen im Bereich der Vulva

Erkrankung	Ätiologie	Symptome, Diagnostik	Therapie
Primäre unspez. Vulvitis	*lokale Ursachen* mechan., therm. und chem. Reizung: Spülung, Waschen mit Desinfektionsmitteln, Unreinlichkeit; ungeeignete Kleidung; zu rauhe Monatsbinden; Deflorationsverletzung, abnorme Kohabitationen, Masturbationen; Intertrigo bei Adipositas; Verletzungen durch Instrumente, Stoß, Fall, Reiten; vag. Fluor, Abfluß eitriger und jauchiger Sekrete aus dem Genitalkanal bei Go, Urin- oder Kotfisteln, Karzinomen.	Erythem der Haut, Rötung, Schwellung, Brennen, *sek. Juckreiz,* Brennen beim Wasserlassen, Kohabilitationsbeschwerden. Haut trocken oder seröse bis eitrige Sekretion.	soweit eine faßbare Ursache vorliegt, Behandlung der Grundkrankheit (Diabetes mell.!). Beseitigung der ursächlichen Noxe, Vermeidung jeder Reizung, Menstruationshygiene, Sauberkeit; die entzündete Vulva niemals mit Wasser und Seife abwaschen, sondern mit *PHiso-Hex* oder Kinder-Öl abtupfen. feuchte Umschläge oder besser Sitzbäder mit *Kamillosan* 1:40 verdünnt.

Erkrankung	Ätiologie	Symptome, Diagnostik	Therapie
	allgemeine Ursachen Allergien: Medikamente, synthet. Wäschefasern, Nahrungsmittel;	Ekzem der Haut (Rötung, Papel-Bläschenbildung, Nässen, Krusten-Schuppenbildung, Lichenifikation); akute Formen sind rot und nässen, chronische zeigen stark verdickte Haut und Einrisse.	bei nicht nässender Vulva einpudern: in dünner Schicht, *Vasenol-, Lenicet-, Fissan-* oder *Xeroform*-Puder. wichtig ist es, die Pat. rasch von quälendem Juckreiz und Brennen zu befreien. Hier haben sich besonders corticoidhaltige Salben bewährt: *Scheroson-F*-Salbe, *Locacorten*-Lotio oder -Creme, *Ultracortenol*-Salbe, *Delmeson*-Schaum, *Jellin*-Creme.
	Stoffwechselkrankheiten: *Diabetes mellitus,* Ikterus, Urämie;	allgem. internist. Untersuchung, Urin- und Blutzuckertest, Glukosetoleranz- und -belastungstests.	bei Östrogenmangel: Substitutionstherapie *(Ovestin, Presomen)*; lokal östrogenhaltige Salben *(Östrogynaedron, Oestromon, Cyren)*;
	hormonale Störungen: *Östrogenmangel,* Hypo- und Hyperthyreosen; Blutkrankheiten: Leukämie, M. Hodgkin, perniziöse Anämie, Avitaminosen.	Östrogenmangel meist bei kleinen Mädchen und im Senium.	in allen Fällen, bei denen gleichzeitig eine Vaginitis besteht, ist es erforderlich, diese mit zu behandeln und die physiol. Scheidenflora wiederaufzubauen!

Erkrankung	Ätiologie	Symptome, Diagnostik	Therapie
Sekundäre, bakteriell bedingte Vulvitis	Infektion von Epithelläsionen, Sekundärinfektion von Kratzeffekten bei unspez. Vulvitis, primärem Pruritus, Leukoplakie und Kraurosis vulvae.	im bakteriol. Abstrich Staphylokokken, Streptokokken, Plaut-Vincentsche Bakterien, Kolibakt. u. v. a.	antibiotikahaltige Salben oder Ovula zusätzlich zur o. a. Therapie.
Parasitäre Erkrankungen des äußeren Genitale: Trichonomadenvulvitis	Trichomonas urogenitales (Flagellatenart) Übertragung durch Geschlechtsverkehr.	häufige Begleiterscheinung der Trichomonadenkolpitis. Nachweis der Trichomonaden im Scheidenabstrich unter dem Phasenkontrastmikroskop.	Behandlung wie bei der Trichomonadenkolpitis mit einem Trichomonazidikum: z. B. *Clont.* 6 Tage lang ein Vaginal-Supp., zusätzl. 6 Tage lang 2mal 1 Tabl. In der Gravidität nur Lokalbehandlung, Mitbehandlung des Ehepartners.
Soor-Vulvitis	Pilzerkrankung Erreger: Candida albicans. Übertragung durch Geschlechtsverkehr und Schmierinfektion verschiedener Art.	meist Begleiterscheinung einer Soor-Kolpitis. Besonders häufig bei Schwangeren, Zuckerkranken und kleinen Mädchen. Hauptsymptom: starker Juckreiz; auf gerötetem Grunde linsengroße oder flächenhafte weißliche Auflagerungen (Soorrasen), die sich abstreifen lassen. Ihr Fehlen spricht jedoch nicht gegen eine Soor-Vulvitis. Nachweis der typischen Pilzfäden im Frischpräparat.	Antimykotikum: das Mittel der Wahl ist heute *Moronal.* 3- bis 4mal tägl. einreiben mit *Moronal*-Salbe. Bei gleichzeitiger Soor-Kolpitis *Moronal*-Ovula 6 Tage lang morgens und abends 1 Ovulum tief in die Scheide einführen.

Erkrankung	Ätiologie	Symptome, Diagnostik	Therapie
Vulvitis bei Wurmbefall	*Oxyuren* (= Madenwürmer), seltener Askariden (= Spulwürmer)	die Würmer verursachen einen starken Juckreiz an der After- und Vulvagegend. Kratzeffekte und Infektion mit virulenten Vulvakeimen führen zur *sek. Vulvitis*.	Wurmmittel: Piperazinpräparate, z. B. *Uvilon*-Tabl. 4 Tage lang 3mal 3 Tabl., dann abführen. Sauberkeit. Am zuverlässigsten wirkt Pyrviniumpamoat (50 mg pro 10 kg Körpergewicht).
Aktinomykose	Actinomyces Israeli Infektion der Vulva meist durch Eindringen pilzbeladener Pflanzenteile (Getreidegrannen), oder sekundär nach Darminfektion.	verschieden große Geschwülste mit Fisteln, aus denen sich Eiter mit typischen stecknadelkopf- bis hanfkorngroßen Körnchen, den sog. Drusen, entleeren. mikroskopischer Nachweis der Strahlenpilze.	Sulfonamid-, Penicillinbehandlung Röntgen-Bestrahlung
Phthiriasis, Erkrankung an Filzläusen	Pediculi pubis Übertragung bei der Kohabitation.	charakteristische bläuliche Flecken (maculae caerulae), heftiges Jucken, Nachweis der Läuse.	*lokal* *Cuprex, Paral*, DDT-Puder, *Kalomel*-Puder
Primärer Pruritus	der *primäre Juckreiz* ist Symptom einer endogenen Störung: Östrogenmangel, Diabetes mell., Psychoneurosen. Er tritt überwiegend in der Postmenopause auf.	internist. und neurolog. Untersuchung, Ausschluß eines Diabetes mell. Erst *sekundär* kommt es infolge Infektion von Kratzeffekten zu einer *Vulvitis*.	1. *Hormonale Behandlung:* *Hohe Dosen von Östrogenen:* 10 mg Östradiol i. m. pro Woche (z. B. 2mal wöchentl. 5 mg *Progynon-B-oleosum forte*) oder (Forts. S. 106)

Erkrankung	Ätiologie	Symptome, Diagnostik	Therapie
Leukoplakie	Auftreten vorwiegend in der späten Postmenopause = Senium. Voraussetzung: Östrogenmangel. weitere Ursachen unbekannt.	kleinere oder größere, perlmuttartige, weißliche Flecken an der vord. und hint. Kommissur, den Innenflächen der Schamlippen, der Klitoris, seltener am Damm und in der Umgebung des Afters. Heftiger Juckreiz, der zu Kratzeffekten und *sek. Vulvitis* führt.	10 mg Östriol (5mal wöchentl. 2 Amp. *Ovestin*) gleichzeitig Behandlung mit östrogen- oder stilbenhaltigen Salben: *Progynon-, Menformon-, Oestromon-, Oestrogynaedron-, Cyren-* Salbe.
Kraurosis vulvae	Auftreten fast nur bei Frauen mit erloschener Ovarialfunktion im Senium. Östrogenmangel. Schrumpfung aller Teile der Haut, Schwinden des Fettgewebes und der elastischen Fasern, Einengung des Introitus vaginae (Cirrhosis annularis subhymenalis).	die Vulvahaut sieht bläulich und glänzend aus, ist trocken und pergamentartig; kleine und große Labien sowie Klitoris können völlig verschwinden, so daß als Scheideneingang nur eine flache, ovale, scharfkantige Öffnung bestehen bleibt. Nach Brüchig- und Rissigwerden der Haut kommt es zu Sekundärinfekt = *sek. Vulvitis.* meist besteht gleichzeitig eine senil-atrophische Kolpitis. Leukoplakie und Kraurosis vulvae müssen als *Präkanzerosen* angesehen werden; die Pat. sollen alle 2—3 Monate zur Kontrolluntersuchung einbestellt werden. Auf verdächtige Knötchen, wunde Stellen, kleine Geschwüre ist zu achten. Probeexzision und histol. Untersuchung.	Wie oben; zusätzlich: 2. *Lokale, symptomat. Behandlung:* subkut. *Novocain*-Injektionen 2mal 20 ml 1%ige *Novocain*-Lösung jederseits von der hint. Kommissur in Richtung Klitoris zentimeterweise subkutan. subkut. Alkoholinjekt., oberflächliche Elektrokoagulation, Röntgentherapie (50—110 rED). In verzweifelten Fällen sind die Pat. nur durch eine *operative Unterschneidung der Vulvahaut* zwecks Denervation von dem quälenden Pruritus zu befreien. Bei Kraurosis vulvae kommt auch eine (Forts. S. 107)

(Forts. S. 107)

Erkrankung	Ätiologie	Symptome, Diagnostik	Therapie
			Vulvektomie in Betracht. Von Röntgenbestrahlung ist wegen der Gefahr der Krebsinduktion abzuraten.
Vulvovaginitis Infantum	Anfälligkeit des Epithels infolge Östrogenmangel. Infektion durch Gonokokken, Streptokokken, Staphylokokken, Diphtherie- und Colibakterien.	Rötung, Schwellung, Brennen, Juckreiz, seröse bis eitrige Sekretion. bakteriologische Untersuchung, Fahndung nach Go!	Östrogenbehandlung (1 mg Östradiol oder 0,5 mg Stilben i.m.). Penicillin oder andere Antibiotika nach Keimtestung und Aufbau der physiol. Scheidenflora.
Entzündung der Bartholinischen Drüse	bakterielle Infektion der Drüse und ihres Ausführungsganges (meist durch Staphylokokken oder Gonokokken), Verklebung der Mündung und Eiteransammlung im Ausführungsgang (Pseudoabszeß = Empyem).	meist einseitige, schmerzhafte bis taubeneigroße Vorwölbung im hinteren Drittel der großen und kleinen Labie; Haut und Schleimhaut darüber gerötet. Gehen, Sitzen und oft auch Defäkation sind schmerzhaft. Meist besteht mäßiges Fieber, BKS und Leukozyten erhöht. bakteriologische Untersuchung des Eiters, Go-Abstriche.	zunächst keine Antibiotika, um den Abszeß einschmelzen zu lassen; feuchte Umschläge; bei Fluktuation: Inzision. im chron. Stadium: Exstirpation der Pseudozyste oder zur Vermeidung von Rezidiven: *Marsupialisation.*
Dermatosen der Vulva: Follikulitis	meist Staphylokokken.	multiple eitrige Haarbalgpusteln der behaarten äußeren Schamteile. Brennen, Jucken	Umschläge mit essigsaurer Tonerde, Jodtinktur, Kaliumpermanganat, Antibiotika.

Erkrankung	Ätiologie	Symptome, Diagnostik	Therapie
Furunkulosis	meist Staphylokokken, Diabetes mellitus.	bevorzugter Sitz: Labiokruralfalten. Neigung zu Rezidiven oft entsprechend dem menstruellen Zyklus.	Umschläge, Höhensonne, Röntgenbestrahlung, nach Einschmelzung Inzision.
Herpes	Virus wie bei Herpes labialis. Herpes zoster-Virus	Bläschen auf gerötetem Grund, Brennen, Jucken. bei Herpes zoster: einseitig neurologische Schmerzen, Ausbreitung von Bläschen und Schmerzen im Innervationsgebiet eines Hautnerven.	Trockenbehandlung mit Puder, Prednisolonsalben, meist Spontanheilung. Aureomycin 4mal 250 mg Vit.-B-Komplex, *Novalgin*.
Lokalisation akuter Infektionskrankheiten an der Vulva: *Erysipel*	Streptokokken. Infektion puerperaler Wunden.	wie an anderen Hautbezirken.	Penicillin
Diphtherie	vorwiegend bei Kindern, sekundär bei gleichzeitiger Rachendiphtherie, aber auch primär ohne Rachenbeteiligung.	zunächst Rötung und Schwellung der Haut, später grauweiße, festhaftende Beläge, meist Fieber. im Abstrich Löfflersche Bakterien.	Serumbehandlung
Typhus abdominalis	Salmonellen.	typhöse Geschwüre, einzeln oder multipel.	Behandlung der Grundkrankheit (Chloramphenicol).

Erkrankung	Ätiologie	Symptome, Diagnostik	Therapie
Spez. Ulzerationen der Vulva: *Ulcus vulvae acut.* (Lipschütz)	Bacillus crassus (Lipschütz). angioneurotische Entstehung?	häufig befallen: Virgines mit infantil-asthenischer Veranlagung. an der Innenseite der kleinen und großen Labien zunächst kleine Eiterpusteln, später scharfrandige Geschwüre mit schmierigem Grund und tuberkelähnlichen Knötchen. akute, hoch fieberhafte Erkrankung. ähnliche Geschwüre können in der Scheiden- und Mundschleimhaut vorkommen.	Bettruhe, *Dermatol*-Puder im akuten Stadium Antibiotika, z. B. Aureomycin 4mal 250 mg.
Ulcus vulvae chronicum (Esthiomène)	chronische Reizung durch Infektion. Lues, *Tbc,* Go, Lymphogranuloma inguinale.	langsam größer werdende Geschwüre mit infiltriertem Rand an den Labien und am Damm; Fistelbildung und Perforation in das Rektum möglich. Elephanthiasis der Haut.	Röntgen-Bestrahlung, Elektro-Exzision spez. Allgemeinbehandlung
Venerische Infektionen am äußeren Genitale: *Ulcus molle*	gramnegativer Streptobazillus. Inkubationszeit 24—36 Std.	schmerzhafte Geschwüre mit steil abfallenden unterminierten Rändern, schmierigem Belag und entzündlichem Hof; schmerzhafte inguinale Lymphknotenschwellungen: Bubonen.	Sulfonamide, *Jodoform*-Streupuder

Erkrankung	Ätiologie	Symptome, Diagnostik	Therapie
Ulcus durum	Treponema pallidum (Syn.: Spirochaeta pallida); Primäraffekt. Inkubationszeit 3 Wochen.	singuläres, indolentes, meist kreisrundes Geschwür, linsen- bis fingernagelgroß, von einem rotbraunen Saum scharf gegen die gesunde Umgebung abgesetzt; indolente Anschwellung der regionären Lymphknoten. Spirochaetennachweis aus dem durch mechanische Reizung gewonnenen Sekret. Serumreaktionen in den ersten 5—6 Wochen negativ!	*lokal* *Jodoform*-Puder, evtl. Exzision des Primäraffektes. *allgemein* Penicillin-Frühbehandlung: 1 Mega jeden 2. Tag, insges. 10—12 Mega. 2malige Wiederholung nach jeweils 5 Wochen.
sekundäre luetische Erkrankungen am äußeren Genitale	Sekundärstadium der Lues etwa ab der 9. Woche nach der Infektion.	an der Vulva und in den Schenkelbeugen makulöse, papulöse und pustulöse Exantheme. nässende Papeln, Condyloma lata. Serumreaktionen positiv.	Penicillin wie oben
Gonorrhoe im Bereich des äußeren Genitale (sog. »untere« Go)	Gonokokken	Vulvitis gonorrhoica nur im Kindesalter und in der Schwangerschaft. Schlupfwinkel der Gonokokken im Bereich des äußeren Genitale: Urethra und paraurethrale Drüsen oder Skenesche Gänge, Ausführungsgänge der Barth. Drüsen (Maculae gonorrhoicae), Rektum.	Penicillin 1 Mega — 1,2 Mega, 4 Tage lang, Abstrich-Kontrolle! Provokationsmethoden vor Abstrich-Entnahme: Auswischen von Harnröhre und Zervix mit Lugolscher Lösung, Kurzwellendiathermie. (Forts. S. 111)

Erkrankung	Ätiologie	Symptome, Diagnostik	Therapie
		Klinisch symptomarm (Brennen beim Wasserlassen). Abstrich mit der Platinöse aus Urethra, Zervix, Rektum. Methylenblau- und *Gram-Färbung,* Nachweis intrazellulärer Diplokokken.	Günstigster Zeitpunkt für Abstrich-Entnahme: 2. Tag der Menstruation.
Spitze Kondylome (Feigwarzen)	Folge eines chron. Reizes auf die Papillarkörper der Haut: keineswegs immer durch Go bedingt, sonst durch jeden stark reizenden Fluor.	stecknadelkopfgroße, fein gezähnelte Erhebungen, die zu blumenkohl- oder traubenförmigen Wucherungen heranwachsen können.	elektrische Abtragung oder Abkratzen mit dem scharfen Löffel, Vereisung.
Lympho- granuloma inguinale	Virusinfektion, Inkubationszeit ½—3 Wochen.	zunächst kleine Erosionen oder Geschwürchen an den äußeren Genitalien, später fast schmerzlose Schwellung der Lymphknoten in der Leistenbeuge einer Seite; remittierendes Fieber. Spätfolgen: Elephantiasis der Vulva. serologisch: Freische Intrakutanprobe.	Antimonpräparate (*Neostibosan, Solganal B oleosum*), Aureomycin 4mal 500 mg 10 Tage lang.
Tuberkulose der Vulva	seltene Lokalisation der Genital-Tbc; hämatogene Entstehung; lokale Infektion bei Kohabitation durch Mann mit Urogenital-Tbc möglich.	scharf begrenzte Geschwüre mit käsigem Belag, lupusartige Hautveränderungen, Höhlen- und Fistelbildung. Sicherung der Diagnose: bakteriologisch und histologisch.	*lokal* Röntgen-Bestrahlung, Exzision des Geschwürs. *allgemein* Tuberkulostatika, klimatische Liegekuren.

111

Erkrankung	Ätiologie	Symptome, Diagnostik	Therapie
Exogen entstandene Kolpitiden			
unspez. Kolpitis	chem., therm. und mechan. Einwirkungen von außen: Spülungen, Verätzungen, zervikaler Fluor (alkalisch!), Fisteln, Karzinome höherer Genitalabschnitte mit jauchigem Zerfall, Eindringen von Fremdkörpern (Pessare, Onanie, Abtreibungsversuche), ungenügender Scheidenverschluß (Deszensus, Prolaps, schlecht geheilter Dammriß).	Schwellung und diffuse Rötung der Scheidenhaut und des Introitus: *Kolpitis simplex.* stecknadelkopf- bis hirsekorngroße, rote oder rotbraune Erhabenheiten, reibeisenartige Beschaffenheit der Scheidenhaut: *Kolpitis granularis.* *Symptome:* wäßriger, rahmiger, weißlicher, gelblichweißer oder grünlich-weißer, eitriger oder jauchiger Ausfluß.	Ausschaltung der schädigenden Noxen, Menstruationshygiene, Pessarwechsel, evtl. operative Korrektur von Deszensus, Prolaps, schlecht verheiltem Dammriß, Zervixriß. *Lokalbehandlung:* 1. bei starken Verunreinigungsgraden im Scheidenabstrich. *Antibiotika (Fluomycin,* Aureomycin-Vag.-Supp., *Marbadal-Cyren*-Vag.-Tabl., *Terracortril*-Spray) zur Beseitigung der pathogenen Außenkeime; daneben können unspez. antiphlogistische Maßnahmen angewandt werden, wie Spülungen mit Kamille, Verschorfung durch *Albothyl* oder 5%ige Argentum-nitricum-Lösung (*Lapis*-Bad nach Menge).
Bakterielle Besiedlung mit pathogenen Außenkeimen	infolge Störung der biol. Scheidenflora kommt es sekundär zum Eindringen pathogener Außenkeime: Staphylokokken, Streptokokken, Kolibakt., Plaut-Vincentsche Bakt. u. v. a. gonorrhoische Kolpitis nur bei kleinen Kindern, in der Schwangerschaft und im Senium. Bei Erwachsenen nur sekundäre Kolpitis durch zervikalen gonorrhoischen Fluor.	Brennen und Juckreiz. *Diagnostik:* Abstriche mit der hitzesterilisierten Platinöse, Beurteilung des Frischpräparates (in 0,9%iger Kochsalzlösung) im Phasenkontrastmikroskop mit Einteilung in verschiedene Reinheitsgrade (besser: Keimgruppen) von I—IV. *Gram-* oder Methylenblaufärbung, zum Nachweis von Gonokokken bakteriol. Untersuchungen, Kultur.	2. entscheidend für einen Dauererfolg der Kolpitisbehandlung

Erkrankung	Ätiologie	Symptome, Diagnostik	Therapie
		Bestimmung des pH im Scheideninhalt: normal pH = 4, pathol. pH > 4.	ist der jetzt folgende *Wiederaufbau der physiol. Scheidenflora.* Hierzu sind erforderlich: *Östrogene* (in geringerem Maße werden Epithelproliferation und Glykogenbildung auch durch Gestagene und Androgene bewirkt): *Marbadal-Cyren*-Vag.-Tabl., *Gyne-Merfen*-Globuli, *Ichthoestren*-Zäpfchen, *Oestromon-, Oestrogynaedron-, Cyren-* oder *Progynon*-Salbe. *Zucker: Devegan*-Tabl., *Dextrovagin;* *eine Säure:* Borsäure, Milchsäure, z. B. Spülungen mit ½—1%iger Milchsäurelösung. 3. *am besten sind Kombinationspräparate:* z. B. *Vagramin.*
Trichonomadenpositive Kolpitis	Trichomonas urogenitalis (Flagellatenart) Übertragung durch Geschlechtsverkehr, seltener Schmierinfektion.	unangenehmer, übelriechender, schaumiger, grünlich-weißer Fluor. Nachweis der Trichonomaden im Scheidenabstrich unter dem Phasenkontrastmikroskop.	Trichomonazidikum, z. B. *Clont* oder *Moniflagon, Clont* lokal und oral (in der Gravidität nur lokal!) Mitbehandlung des Ehepartners.

Erkrankung	Ätiologie	Symptome, Diagnostik	Therapie
Soor der Scheide	Candida albicans Antibiotika lokal oder allgemein, die zur Störung der physiol. Döderlein-Flora führen.	weißlicher Fluor, starker Juckreiz. weißliche oder gelbliche Plaques, in deren Umgebung die Scheidenhaut gerötet ist; sie lassen sich unter Druck leicht ablösen. Diese Soorrasen können jedoch auch fehlen. Scheidenabstrich, Phasenkontrast-mikroskop.	spez. antimykotische Behandlung, z. B. *Moronal* (Ovula + Salbe).
Ulzerationen der Scheide	tuberkulöse, luetische, urämische Geschwüre, karzinomatöse Ulzera, Ulzera bei Prolaps, Strahlengeschwüre.	bakteriologische, zytologische Abstriche. Probeexzision und Histologie.	Behandlung der Grundkrankheit, *Albothyl*, Argentum nitricum-Bad, Aufbau der physiol. Scheiden-flora.
Iatrogen entstandene Kolpitis	unsachgemäße Lokalbehandlung ohne anschließenden Aufbau der physiol. Döderlein-Flora sowie Allgemeinbehandlung mit hoch-dosierten Antibiotika führen oft zum Eindringen von pathogenen Außenkeimen, Trichomonaden oder Soorpilzen.	im Scheidenabstrich unter dem Phasen-kontrastmikroskop Mischflora. Reinheitsgrad III—IV, pH > 4.	Wiederherstellung der Scheiden-flora: Östrogene, Zucker, Milch-säure oder Kombinationspräpa-rate.

Erkrankung	Ätiologie	Symptome, Diagnostik	Therapie
Lokalisation akuter Infektionskrankheiten in der Scheide: Diphtherie, Typhus abdominalis, Scharlach, Cholera, Windpocken, Angina, Grippe, Lungen-Tbc	Löfflersche Bakterien (Übertragung bei gleichzeitiger Rachendiphtherie oder Primärinfektion), Salmonellen, Streptokokken, Viren, Tuberkel-Bazillen.	Vulva ödematös geschwollen, Introitus und Scheide gerötet, auf der Scheidenhaut graue, grau-grüne, gelbliche festhaftende Beläge. pseudomembranöse oder geschwürige Entzündungen. bakteriol. Abstriche, Kultur.	Behandlung der Grundkrankheit (Diphtherie-Serum). Aufbau der physiol. Scheidenflora.

Endogen bedingte Kolpitiden

| | Funktionsstörungen und Allgemeinerkrankungen des Gesamtorganismus, die die Biologie der Scheide schädigen, so daß es zur Infektion mit den pathogenen Außenkeimen kommen kann. | klinisches Bild der Kolpitis simplex oder Kolpitis granularis, die sich jedoch im Gegensatz zu exogener Kolpitis stets über die ganze Scheide und den Introitus erstreckt; infolge Eindringens der Außenkeime schlechter Reinheitsgrad (III—IV), Mischflora pH > 4. allgemeine internistische Untersuchung. | *lokal:* Antibiotika, Östrogene, Aufbau der physiol. Scheidenflora. |

Erkrankung	Ätiologie	Symptome, Diagnostik	Therapie
Hormonal bedingte Kolpitis	Unterfunktion der Ovarien Östrogenmangel → Glykogenmangel in den Epithelien → Störung der Biologie der Scheide; häufig bei asthenischen Mädchen und Frauen mit gleichzeitiger Hypoplasie des äußeren und inneren Genitale. verspätete Menarche, Zyklusstörungen.	Bild der diffusen Kolpitis simplex oder granularis. weißlich-gelblicher bis eitriger Fluor, Jucken, Brennen, Kohabitationsbeschwerden. meist Reinheitsgrad III, pH 6—7, oft Trichomonaden positiv. im zytologischen Abstrich Bild des Östrogenmangels.	zyklusgerechte Verabreichung von Östrogen + Gestagen. *Lokalbehandlung* mit Hormonpräparaten, Aufbau der physiol. Scheidenflora. roborierende und hydrotherapeutische Maßnahmen.
Senil-atrophische Kolpitis	Östrogenmangel (bei Frauen nach operativer oder röntgenologischer Ausschaltung der Ovarien) → Glykogenmangel → Milchsäuremangel → Biologie der Scheide gestört → Eindringen der Außenkeime.	gerötete, atrophische Scheidenhaut mit punktförmigen subepithelialen Blutungen und kleinen Erosionen. Reinheitsgrad III—IV, pH > 7. bräunlich-gelblicher Fluor, oft begleitet von Schrumpfung von Scheideneingang und Scheidengewölbe (Cirrhosis annularis subhymenalis und Kraurosis fornicis). Jucken, Brennen.	*lokal* hier haben sich besonders östrogenhaltige Salbenpräparate bewährt: *Oestromon-, Oestrogynaedron-, Cyren-, Progynon*-Salbe. *allgemein* Östrogen + Androgen (*Primodian*-Depot), Östradiolbenzoat (2mal 5 mg *Progynon B oleosum forte* i.m.).

Erkrankung	Ätiologie	Symptome, Diagnostik	Therapie
Kolpitis bei Allgemeinerkrankungen	häufig kommt es auch zu Kolpitis bei Stoffwechselkrankheiten (*Diabetes mellitus*, Urämie), bei Anämie, bei Infektionskrankheiten (Angina, Grippe, Typhus, Lungen-Tbc).	akute Kolpitis Kolpitis granularis	Behandlung der Grundkrankheit, Lokalbehandlung wie oben mit Aufbau der physiol. Scheidenflora.
Kolpitis als Folge angioneurotischer Störungen und seelischer Schädigung	konstitutionell bedingt, seelische Traumen.	andere Zeichen der Gefäßlabilität: leichtes Erröten, feuchte Füße und Hände, nervöse Herz- oder Magenbeschwerden, starker zervikaler Fluor, Pelvipathie.	Psychopharmaka (Tranquilizer, Neuroleptika): *Psyquil, Librium, Valium, Laroxyl, Tofranil, Neurocil, Haloperidol;* Belladonna-Präparate (*Bellergal*). Beseitigung psychischer Noxen (Sexualleben), kleine Psychotherapie.
Kolpitis emphysematosa	unklar, angioneurotische Störung?	verschieden große, blaugraue subepitheliale Bläschen und Zysten.	Eröffnung der Bläschen. Behandlung mit *Albothyl, Fluomycin, Vagramin.*

Erkrankung	Ätiologie	Symptome, Diagnostik	Therapie
Entzündliche u. andere gutartige Veränderungen an der Portio spez. und unspez. Entzündungen	alle für die Vagina beschriebenen entzündlichen und geschwürigen Veränderungen können sich auch auf die Portiooberfläche erstrekken, die von einem dem Vaginalepithel entsprechenden mehrschichtigen Plattenepithel bedeckt ist.	siche entzündliche Erkrankungen der Vagina	
Erythroplakie der Portio (frühere Bezeichnung: Portioerosion)	die *Grenze zwischen Zylinderepithel der* Endozervix und *Plattenepithel der* Portio (= Ektozervix) liegt in der Kindheit höher als der äußere Muttermund, wird in der Geschlechtsreife — besonders während und nach Schwangerschaften — durch eine *Verformung der Zervix* nach außen umgestülpt (= *ektropioniert*), um nach der Menopause wieder in den Halskanal hinein verlagert zu werden. Auch bei länger eingenommenen Ovulationshemmern kann die Grenze zwischen den Epithelarten nach außen treten. Das Plattenepithel ist bestrebt, das	bei der Spekulumuntersuchung sieht man mit dem unbewaffneten Auge bei den meisten Frauen in der Geschlechtsreife um den äußeren Muttermund herum einen kleineren oder größeren *roten Fleck = Erythroplakie.* Bei Betrachtung mit dem *Kolposkop* kann es sich handeln: a) um ektropionierte Zervixschleimhaut = *Ektopie,* b) um von Plattenepithel überhäutetes Zylinderepithel (mit zahlreichen Ovula Nabothii) = *Umwandlungszone,* c) um einen echten Epitheldefekt (meist durch hinzutretende entzündl. Veränderungen entstanden) = *Erosio vera,*	Ziel der Behandlung ist es, eine Überhäutung der Portio mit Plattenepithel bis an den Rand des äußeren Muttermundes zu erreichen. Am besten gelingt dies durch *chem. Ätzung mit Albothyl* (Metakresonsulfonsäure) alle 10 Tage während einiger Wochen. Hierdurch wird das Zylinderepithel zerstört. Die anschließende Bedeckung mit Plattenepithel kann durch *Granugenol*-Öl oder -Kapseln gefördert werden. Bei den häufig gleichzeitig bestehenden entzündl. Veränderungen ist eine *Kolpitisbehandlung* mit Wieder-

Erkrankung	Ätiologie	Symptome, Diagnostik	Therapie
	Zylinderepithel von der Portiooberfläche zu verdrängen, durch *Überhäutung* vom Rande her oder durch *indirekte Metaplasie.* Diese Zone des „Grenzkampfes" zwischen Zylinder- und Plattenepithel ist der häufigste Ursprungsort für *»atypisches Epithel«* und für das *Plattenepithel-Karzinom* der Portio.	d) infolge *atypischer Epithelveränderungen* kommt es zu den kolposkopischen Bildern der *»atypischen Umwandlungszone«, »Leukoplakie«, »Grund«* und *»Felderung«,* bei denen im Einzelfall die Grenze zwischen Gut- und Bösartigkeit oft nicht sicher gezogen werden kann. Die Übergänge dieser Veränderungen in das *Oberflächenkarzinom* (= Ca. in situ = intraepitheliales Ca.) und in das *invasive Plattenepithel-Ca.* der Portio sind fließend! Ein weiteres wichtiges Hilfsmittel für die Früherkennung des Gebärmutterhalskrebses ist der *zytolog. Abstrich,* der — eingeschickt und von einem erfahrenen Untersucher befundet — fast immer eine sichere Diagnose gestattet.	herstellung der physiolog. Scheidenflora unerläßlich. Entzündungen im Bereich der Vagina können im zytolog. Abstrich zu dyskariotischen und atypischen Zellbildern führen, die eine Abgrenzung gegen maligne Prozesse schwierig machen. Hier sind Abstrichkontrollen nach Entzündungsbeh. erforderlich. Bei allen therapieresistenten Erythroplakien, in allen Fällen, bei denen kolposkopisch nicht einwandfrei gutartige Befunde vorliegen, oder bei denen zytolog. geschwulstverdächtige Zellen gefunden wurden, ist eine *Gewebsentnahme zur histolog. Unters. durch Ringbiobsie oder Konisation* unerläßlich! Die älteren Verfahren des Karzinomnachweises, wie Schillersche Jodprobe und Chrobaksche Sondenprobe haben heute keine große Bedeutung mehr.

Erkrankung	Ätiologie	Symptome, Diagnostik	Therapie
Endometritis cervicis uteri	von der Scheide aus aufsteigende Infektionen durch *Gonokokken*, seltener durch Staphylo-, Streptokokken, Kolibakterien u. a. Die Grenze zwischen keimfreien und keimbeladenen Teilen der weiblichen Genitalorgane bildet normalerweise der äußere Muttermund. Zur Aszension von Keimen kann es grundsätzlich kommen: während der Menstruation, bei Geburts- und Abortvorgängen, bei intrazervikalen und intrauterinen Eingriffen. häufig sind anatomische Veränderungen der Zervix, wie *Muttermundeinrisse* unter der Geburt oder *Emmetrisse,* die Ursache für eine von den Scheidenkeimen unterhaltene Cervicitis.	starke *Vermehrung des Zervixschleimes,* der mehr oder weniger *eitrig* sein kann. Durch Alkalisierung des Scheideninhalts wird die Biologie und Abwehrkraft der Vagina gestört, so daß es meist rasch zu einer *sek. Kolpitis* kommt. Bei einer gonorrhoischen Infektion besteht infolge gleichzeitiger Urethritis meist heftiges Brennen beim Wasserlassen. Durch weitere Aszension der Keime kann es zur Endometritis corporis uteri und *Pelveoperitonitis,* sowie durch direktes Übergreifen zur *Parametritis* kommen. *Diagnostik:* Unters. des Scheidenabstriches unter dem Phasenkontrastmikroskop, bakt. (und zytolog.) Abstriche aus dem Zervikalkanal. Fahndung nach Go: Abstriche aus Urethra, CK und Rektum, Methylenblau- und *Gramfärbung,* Kultur.	chem. Ätzung durch *Albothyl.* Daneben ist in jedem Fall von zervikalem Fluor eine *lokale Kolpitisbehandlung* mit Wiederherstellung der physiolog. Scheidenflora durchzuführen. Bei *Gonorrhoe* besteht die Methode der Wahl in Beh. mit *Penicillin* 1 Mega 4 Tage lang. Bei Allergie: Chloramphenicol. Um den Nachweis zu erbringen, daß eine Pat. geheilt und frei von Gonokokken ist, haben sich sog. *Provokationsmethoden* vor Abstrichentnahme bewährt, um die Erreger aus den Falten und Buchten der Schleimhaut zu locken: Auswischen von Harnröhre und Zervix mit Lugolscher Lösung, Kurzwellendiathermie. Oder noch besser: Günstigster Zeitpunkt für die Abstrichentnahme: *2. Tag der Menstruation.*

Erkrankung	Ätiologie	Symptome, Diagnostik	Therapie
Endogene zervikale Hypersekretion	allgemeine vegetative und vasomotorische Dysregulation, Auftreten bei gefäßnervenlabilen jungen Mädchen und Frauen. Häufig besteht gleichzeitig eine Hypoplasia uteri oder eine ausgeprägte Retroflexio uteri. Psychogene Noxen, sexuelle Traumen.	andere Zeichen der Gefäßlabilität, leichtes Erröten, feuchte Hände, nervöse Herz- und Magenbeschwerden, spastische Pelvi- oder Parametropathie, funktionelle Kreuzschmerzen, Reizblase mit vor allem prämenstruell auftretender Pollakis- und Dysurie. Zunächst liegt nur eine Vermehrung des zähen, glasigen Zervikalschleimes vor, *sek.* kommt es jedoch durch Alkalisierung des Scheideninhalts zur *Kolpitis.*	Verschorfung *Sedativa* *Spasmolytica* *Psychopharmaka* (Tranquillizer) *kleine Psychotherapie* Kolpitisbehandlung mit Wiederherstellung der physiolog. Scheidenflora.
Endometritis corporis uteri	*bakt. Infektion* des Endeometrium durch Staphylokokken, Streptokokken, Kolibakt., Gonokokken, Tuberkelbakt. u. a. Die Infektion geschieht in den meisten Fällen aszendierend durch Vagina und CK, nur selten hämatogen oder deszendierend von einer Adnexentzündung (Tbc-). Günstige Voraussetzungen für eine Aszension bestehen immer dann, wenn der CK offen ist, sich in der Uteruswand Wunden befinden und gleichzeitig nekrotisierendes	Infolge anatomischer und funktioneller Besonderheiten der Gebärmutterschleimhaut ist die Endometritis meist nur eine passagère Begleiterscheinung anderer entz. Erkrankungen der Genitalorgane. Sind die entz. Veränderungen auf die Funktionalis beschränkt geblieben, so können sie mit der nächsten Menstruation abgestoßen werden und von der intakten Basalis her baut sich (bei ausreichender Östrogenstimulierung) eine normale Funktionalis auf. Jedoch ist die Infektion inzwischen häufig in die Eileiter aszendiert (z. B. bei Go!). *Klinisch*	bei akuten Fällen (zur Vermeidung einer weiteren Ausbreitung der Infektion) *Bettruhe, Eisblase,* später *Pressnitzumschläge,* Regelung des Stuhlganges. *Antibiotika* (Chloramphenicol, Tetracycline) dann, wenn Hinweise auf einen sich ausbreitenden infektiösen Prozeß bestehen, wie hohes Fieber, Druckschmerzhaftigkeit des Uterus, Leukozytose, erhöhte BKS. Keine häufigen vaginalen Unters., *keine Curettagen bei fieberhaften*

121

Erkrankung	Ätiologie	Symptome, Diagnostik	Therapie
	Gewebe einen guten Nährboden darstellt. Dies ist der Fall nach *Geburts- und Abortvorgängen,* besonders bei Retention von Plazenta- oder Deziduaresten, bei *intrauterinen Eingriffen* wie Sondierung, Curettage, Radiumeinlage, Intrauterinpessare, Hysterosalpingographie. Auch während der *Menstruation* besteht eine erhöhte Gefahr der Ascension: die Abwehrkraft der Vagina wird durch das abfließende Menstrualblut gestört, der CK ist offen, der Schleimpfropf fehlt, entlang der Schleim-Blutt-Sraße können Erreger in den Uterus wandern. Aus diesem Grunde sollen Kohabitationen während der Menstruation unterbleiben. Auch submuköse Myome und Korpuspolypen, besonders wenn sie in den CK oder die Vagina hinein »geboren« werden, sowie schließlich Korpus-Karzinome	*beherrscht dann die Adnexentzündung das Krankheitsbild.* Wenn von den entz. Veränderungen auch die Basalschicht betroffen ist, findet keine Spontanheilung durch die Menstruation statt. Eine neue Funktionalis wird nur unvollständig oder überhaupt nicht aufgebaut, die eröffneten Gefäße schließen sich nicht, es kommt zu *Dauerschmierblutungen.* Diese sind neben einer ausführlichen Anamnese (vorausgegangene Geburten, Aborte, intrauterine Eingriffe) der wichtigste Hinweis für eine Endometritis. Bei der bimanuellen Untersuchung fehlt fast immer eine Vergrößerung und Druckschmerzhaftigkeit des Uterus. Diese stellt sich erst ein, wenn die Entzündung auf das Myo- und Perimetrium übergreift *(Myometritis, Perimetritis, Pelveoperitonitis).* Hohes Fieber, Unterbauchschmerzen, Leukozytose, beschleunigte BKS treten dann hinzu.	*Fällen* (z. B. septischer Abort)! Für die Abheilung einer Endometritis entscheidend ist eine *Hormonbehandl. durch Östrogene.* Diese bewirken eine Gefäßabdichtung und fördern die Regeneration und Abheilung des infizierten Endometriums. Man gibt z. B. Progynon-B oleosum forte (Oestradiolbenzoat) 5 mg i.m. 2—3 Tage lang, oder Primosiston 1 Amp. i.m. — und dann 1 Tabl. tägl., oder Aufbau eines Zyklus mit Progynon-C 3 Tabl. vom 1. bis 24. Tag und Primolut-Nor 10 mg 1 Tabl. vom 18. bis 24. Tag. Falls die Blutungen unter dieser Hormonbehandlung nicht aufhören, ist eine *Curettage* zur diagnostischen Klärung angezeigt zum Ausschluß eines Karzinoms, von Plazentaresten nach Geburt oder Abort, Polypen, submukösen Myomen. Die Curettage darf nur

Erkrankung	Ätiologie	Symptome, Diagnostik	Therapie
	sind häufige Ursachen einer Endometritis.		bei Fehlen akuter entz. Erscheinungen im Bereich des Uterus und seiner Adnexe durchgeführt werden. Begleitende Entzündungen der Vagina, der Zervix und der Adnexe müssen immer mitbehandelt werden, um Reinfektionen des Endometrium zu vermeiden.
Sonderformen der Endometritis: *Endometritis gonorrhoica*	sie ist nur ein *Zwischenstadium* der aus der Zervix in die Eileiter aufsteigenden Infektion, ein Bindeglied zwischen der sogenannten unteren Go (Urethritis, Cervicitis, Kolpitis, Bartholinitis, Proctitis) und der sog. oberen Go (Adnexitis, Pelveoperitonitis).	klinisch stehen die Infektion der Adnexe und der Zervix im Vordergrund. Die gonorrhoische Infektion des Endometrium bleibt auf die Funktionalis beschränkt und wird bei jeder Menstruation wieder herausbefördert.	wie bei der Go der Zervix: Penicillin 1—4 Mega 4 Tage lang.
Endometritis tuberculosa	entsteht deszendierend bei tuberkulöser Salpingitis oder hämatogen (Primärkomplex zu 90% in der Lunge).	*Symptome:* Schmierblutungen, therapieresistente entz. Adnexerkrankungen. Hinweise auf Tbc in der Anamnese. *Diagnose:* bakt. und kulturell nach Auffangen von Menstrualblut, oder histolog. nach Strichcurettage oder Abrasio.	siehe Kapitel über Genital-Tbc.

Erkrankung	Ätiologie	Symptome, Diagnostik	Therapie
Endometritis senilis (Vetularum)	obwohl im Alter weniger Gelegenheiten für aufsteigende Infektionen bestehen, kommt es gelegentlich zur Ascension von Keimen, meist Kolistämmen. Dem atrophischen Endometrium fehlt infolge *Östrogenmangels* die Regenerations- und Heilungsfähigkeit.	dünnflüssiger, sanguinolenter korporaler Fluor. Durch Verklebung des CK kann es leicht zur Ausbildung einer *Pyometra* kommen.	bei Blutungen und blutigem Ausfluß nach der Menopause ist zunächst immer ein *Karzinom auszuschließen:* Abrasio → histolog. Unters. Danach Behandlung mit Östrogenen (z. B. Presomen) oder Östrogenen + Androgenen (z. B. Primodian).
Entz. Erkrankungen der Adnexe akute Adnexitis	eine Infektion kann grundsätzlich auf 3 Wegen in die Adnexe des Uterus gelangen: 1. der häufigste Weg ist die *Ascension* über Vagina, Zervix und Endometrium in die Tuben. Die Keime wandern auf der Blut-Schleim-Straße aufwärts: inter menstruationem, post partum, post abortum, bei intrauterinen Eingriffen. Daher finden sich Adnexentzündungen fast nur in der Zeit der Geschlechtsreife und äußerst selten vor der Menarche oder nach der Menopause. Als Erreger kommen in erster Linie	*akutes Stadium:* häufig im Anschluß an die *Menstruation,* nach vorausgegangenen Geburts- oder *Abortvorgängen* oder nach intrauterinen Eingriffen kommt es meist plötzlich zu schweren Krankheitserscheinungen mit *Schmerzen im Unterbauch, hohem Fieber, Leukozytose mit Linksverschiebung, beschleunigte BKS.* Manchmal treten *peritoneale Reizerscheinungen* hinzu, wie Abwehrspannung, Übelkeit, Erbrechen. *Blutungsstörungen:* verstärkte und verlängerte Regelblutungen sowie Dauerschmierblutungen sind meist Ausdruck der bestehenden *Endometritis.* Aber auch Poly-, Oligo- und Hypomenorrhoen	*im akuten Stadium:* Bettruhe, Eisblase, Entleerung und Entlastung des Darmes. *Sofort Antibiotika* (Chloramphenicol, Tetracyclin). Nach Vorliegen der bakt. Unters. von Abstrichen aus Scheide und Zervix und Antibiogramm evtl. Anpassung der antibiotischen Beh. Zur Vermeidung einer Sterilität haben sich Kortikoide gut bewährt: man gibt 3—5 Tage lang je 50 mg Solu-Decortin-H und dann noch 3—5 Tage lang je 25 mg. Bei hochfieberhaften Fällen und schweren Schmerzzuständen

Erkrankung	Ätiologie	Symptome, Diagnostik	Therapie
	in Frage: Staphylo-, Stepto- und Gonokokken. Seltener sind Infektionen durch Pneumokokken, Koli, Typhus, Paratyphus, Proteus, Pyozyaneus. Der zervikale Schleimpfropf besitzt zwar keine bakteriziden Eigenschaften, stellt aber doch normalerweise eine Barriere gegen aufsteigende Keime dar. Von der Zervix kann die Infektion auch auf lymphogenem Wege, also nicht über das Endometrium in die Adnexe aufsteigen. 2. weiterhin kann es auf *hämatogenem Wege* zu einer Adnexitis kommen. Dies gilt besonders für die tuberkulöse Adnexitis, kann aber auch vorkommen: bei Angina, Diphtherie, Pfeifferschem Drüsenfieber, Typhus, Variola, Scharlach. 3. schließlich kann es auch durch *direkte Überwanderung* von Nachbarorganen her zu einer Adnexitis	kommen vor. Sie beruhen meist auf Follikelreifungsstörungen in den perioophoritisch verwachsenen Ovarien. Bei aszendierender Infektion besteht meist gleichzeitig eine schwere Kolpitis und eitriger Ausfluß aus dem CK. In diesen Fällen ist das *ganze Genitale entz. erkrankt.* *Bei der gyn. Unters.* besteht Schiebeschmerz der Portio, die Adnexe einer oder beider Seiten können etwas verdickt sein und sind meist sehr druckempfindlich, ebenso wie das hintere Scheidengewölbe. Man soll jedoch nie entgegen der Abwehrspannung eine Palpation erzwingen wollen. Zur Auffindung des maximalen Schmerzpunktes hat sich die Palpation des Abdomen durch die Patientin selbst bewährt. Die natürliche Schmerzhaftigkeit des gesunden Ovars darf nicht zu Fehldiagnosen führen. Wichtig ist die *Differentialdiagnose zwischen akuter Appendicitis und Adnexitis.* Maximaler Druckschmerz unterhalb des McBurney, Schiebeschmerz der Portio,	Antipyretica und Analgetica (Pyramidon, Novalgin). Gyn. Unters. soll nach Möglichkeit während des akuten Stadiums unterbleiben. Intrauterine Eingriffe *(Curettagen)* sind streng *verboten!* Begleitende Entzündungen von Zervix und Vagina müssen unbedingt mitbehandelt werden. Wichtig ist eine Kolpitisbeh. mit Wiederherstellung der physiolog. Scheidenflora.

Erkrankung	Ätiologie	Symptome, Diagnostik	Therapie
	kommen: bei Appendicitis, Perityphlitis, Peritonitis, Darm- und Bauchfell-Tbc. Häufig werden *»Unterleibserkältungen«* als Ursache der Erkrankung angeschuldigt. Zweifellos können vorübergehende Unterkühlungen lokale Mangeldurchblutungen hervorrufen, die die Widerstandfähigkeit schwächen und eine Infektion begünstigen. Ob daneben auch hämatogen als Teilerscheinung einer *Grippe* Adnexentzündungen vorkommen, ist fraglich. Nach Aufsteigen einer Infektion kommt es zunächst zu einer *Salpingitis*. Diese kann über eine Perisalpingitis zur *Pelveoperitonitis* führen. Werden abdominales und uterines Lumen der Tube verschlossen, so entsteht eine *Sactosalpinx*. Durch entz. Vorgänge kann eine *Pyo-, Hämato- oder Hydrosalpinx* entstehen. Infolge	Schmerzhaftigkeit des Douglas, anhaltend hohes Fieber sprechen für Adnexitis. Schwierig kann auch die *Differentialdiagnose zwischen Extrauteringrav. und Adnexitis sein.* Regelanamnese und Schwangerschaftstests geben hier wichtige Hinweise.	

Erkrankung	Ätiologie	Symptome, Diagnostik	Therapie
	der anatomischen Nachbarschaft wird auch das Ovar in die entz. Prozesse mit einbezogen. Es entstehen *Tuboovarialzysten und -abszesse*. Werden auch Teile des Darmes, des Netzes und der Harnblase in die entz. Veränderungen einbezogen, so können überfaustgroße, entz. Adnextumoren, sog. *Konglomerattumoren,* entstehen.		
Douglas-Abszeß		Bleiben bei einer Besserung des Allgemeinbefindens mittelhohe oder hohe Temperaturen bestehen und treten schleimige Durchfälle sowie Darmtenesmen auf, so ist an einen *Douglas-Abszeß* zu denken.	Bleiben nach Abklingen der akuten Erscheinungen erhöhte Temperaturen bestehen, so besteht Verd. auf Douglas-Abszeß, Pyosalpinx oder Tuboovarialabszeß. In diesen Fällen muß *vaginal und rektal untersucht* und evtl. eine *Douglas-Punktion bzw. -Inzision* ausgeführt werden. Drainage!
chronische Adnexitis		*chron. Stadium:* es besteht Temperaturfreiheit, BKS und Leukos sind rückläufig. Der gyn. Tastbefund kann sich	*chron. Stadium:* nach Abklingen der akuten Erscheinungen, Fieberfreiheit und Normalisierung von

Erkrankung	Ätiologie	Symptome, Diagnostik	Therapie
		von etwas verdickten und starren Tuben bis zu überfaustgroßen Adnextumoren erstrecken. Druckschmerz besteht kaum noch. Groß ist die Gefahr des *Rezidivierens* zur Zeit der Menstruation. *Folgeerscheinungen* abgelaufener Adnexitiden: *Tubargravidität, Sterilität*.	Leukos und BKS: *hyperämisierende und resorptive Maßnahmen:* a) *medikamentös:* Ichthophen i.v., Gynichtherm-Supp., Ichthospasmin-Supp., Irgapyrin, Butazolidin, *Tanderil,* Amuno, Tantum. b) *physikalisch:* Priessnitz-Umschläge, Kurzwellen, Balneo-Therapie. *Solebäder* haben eine roborierende Wirkung und führen zu einer neurovegetativen und psychischen Umstellung. *Moorbäder* wirken sehr anstrengend und belastend, haben aber eine gute resorbierende Wirkung bei entz. Restzuständen an den Adnexen. Bei häufig wiederkehrenden Reziven und Vorliegen größerer Tuboovarialtumoren ist oft die abdominale Uterusexstirpation mit beiden Adnexen im entzündungsfreien Intervall die letzte Möglichkeit, eine Heilung herbeizuführen.

Erkrankung	Ätiologie	Symptome, Diagnostik	Therapie
Genital-tuberkulose der Frau	Die Genitaltuberkulose entsteht fast ausschließlich auf *hämatogenem* Wege. Ursprungsort sind zu 90% Lunge und Hilusdrüsen, seltener Mesenterialdrüsen. Die Primärherde sind oft nicht mehr nachweisbar, zwischen hämatogener Streuung und Auftreten klinischer Symptome kann ein langes Intervall liegen. Meist kommt es zunächst zu einer Salpingitis und descendierend entsteht dann eine Endometritis tuberculosa. Im Bereich der Adnexe bilden sich häufig Pyosalpingen, Tuboovarialabszesse und Konglomerattumoren. Tuberkulöse Veränderungen an Portio, Vagina und äußerem Genitale sind selten. Meist handelt es sich dabei um scharfrandige Geschwüre mit käsigem Belag. Selten ist die Infektion einer Frau durch einen Mann mit Urogenital-Tbc.	Während früher der Primäraffekt meist in den ersten 2 Lebensjahrzehnten erworben wurde, gibt es heute immer mehr Menschen, die erst im Erwachsenenalter mit dem Tuberkelbakterium in Berührung kommen. Während früher *primäre Sterilität* ein Hauptsymptom der Genital-Tbc war, können heute auch Frauen, die bereits geboren haben, eine Tuberkulose erwerben und eine *sek. Sterilität* erleiden. An eine Genital-Tbc muß gedacht werden bei Frauen mit einer Tbc in der *Anamnese* und rezidiv. entz. *Adnexprozessen, die auf die übliche Therapie nicht ansprechen.* Die *Diagnose* geschieht grundsätzlich *bakteriolog. oder histolog.* Abrasionsmaterial wird bakt., kulturell und histolog. untersucht. Wichtig ist die bakt. und kult. Unters. von aufgefangenem *Menstrualblut. Hysterosalpingographie* kann wichtige Hinweise geben, aber eine Tuberkulose nicht beweisen. Eine Aussage über Empfängnismöglichkeit ist ebenfalls	stat. Behandlung in einer Heilstätte mit frauenfachärztlicher Betreuung. Als Mittel der Wahl gilt heute *INH* (z. B. Neoteben), daneben *Streptomycin* und Thiosemicarbazon (TBI, Conteben). Die Anwendung von PAS ist selten nötig. Röntgenbestrahlung und Lokalbeh. sind heute meist entbehrlich. *Operative Behandlung* ist angezeigt bei ergebnisloser kons. Therapie nach mehrmonatiger Behandlung, sowie bei Pyosalpingen und großen Konglomerattumoren.

Erkrankung	Ätiologie	Symptome, Diagnostik	Therapie
	Obwohl es sich besonders während der Menstruation um eine sog. *offene Tbc* handelt, ist sie ihre Infektiosität im Vergleich mit der Lungen-Tbc. Ansteckungsgefährdet: Ehemann, Kinder.	schwierig. Starre, unbewegliche Tuben können auch bei Durchgängigkeit die Fähigkeit zum Eiauffang und Eitransport verloren haben und so Ursache einer Sterilität sein.	

Entzündliche Erkrankungen im Bereich der Vagina

Biologie der Scheide

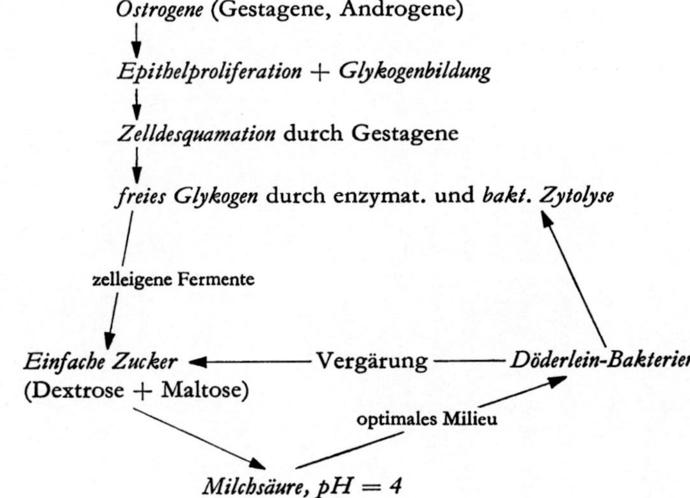

Bei Störung des biologischen Gleichgewichtes infolge äußerer oder innerer Einflüsse kommt es zur Kolpitis.

Myome

Makroskopie: Weißlich-rötliche, meist rundliche Blastome aus stark durch-
flochtener glatter Muskulatur (glatte Muskulatur = Leiomyome) mit ex-
pansivem Wachstum.

Der Bestandteil an Bindegewebe ist mehr oder minder stark. Ist der binde-
gewebige Anteil überwiegend, spricht man von *Fibromyomen.*

Die Myomknoten sind von einer Kapsel umschlossen, welche entweder aus
kapselartig angeordnetem Myomgewebe oder aus kapselartig angeordneter
Uterusmuskulatur besteht.

Oft treten sekundäre Veränderungen auf, wie Nekrose, Verkalkung, Infektion mit Verjauchung oder manchmal sarkomatöse Entartung ($1^0/_{00}$ bis $1^0/_0$).

Einteilung der Myome

  I. Zervixmyome

II. Korpusmyome

1. Subseröse Myome: teils breitbasig, teils gestielt.

2. Intramurale Myome: immer primäre Lage. Durch die der Serosa oder
   Mukosa nähergelegene Entwicklungsstelle kommt es dann sekundär bei
   weiterem Wachstum zu subseröser oder submuköser Entwicklung.

3. Submuköse Myome: teils breitbasig, teils gestielt (evtl. in die Vagina
   hängend).

4. Intraligamentäre Myome: wachsen ins Parametrium hinein.

Lokalisation des weiblichen Genital-Karzinoms nach den Unterlagen einer
Universitätsklinik (250 Fälle). Es handelt sich um Anhaltswerte.

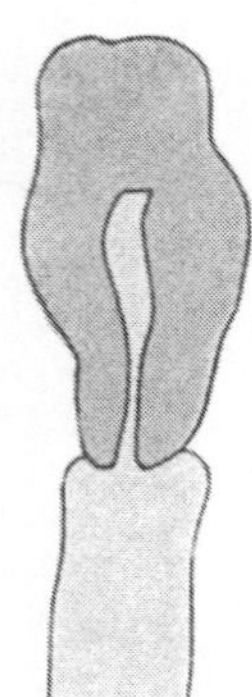

1. Diffuse
   Myomatose

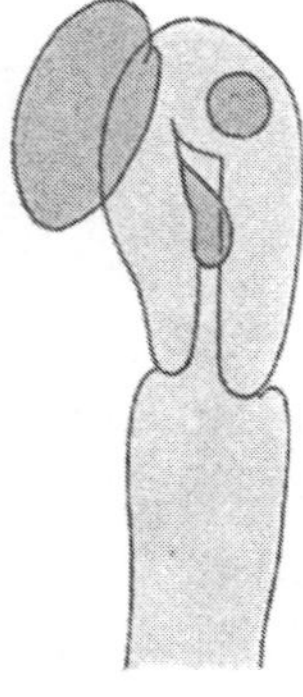

2. Lokalisiertse
   Myomknoten
   subserös
   intramural
   submucös

3. Verdrängung der Nachbarorgane

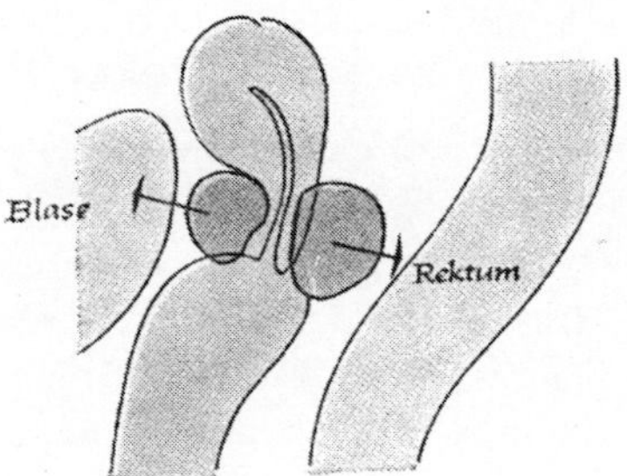

a) Harnblase und Rektum
   bei Cervixmyomen

b) des Ureters bei Cervixmyom

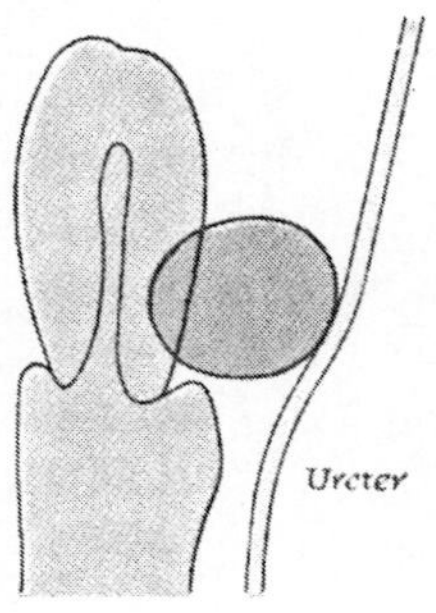

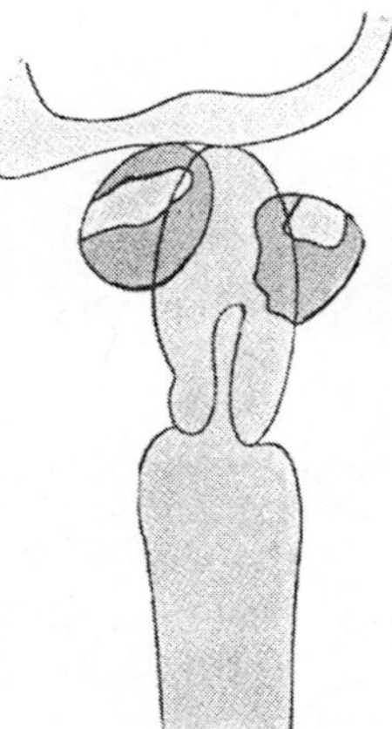

4. Sekundäre Veränderungen
   im Myomknoten
   Stauung
   Ödemisierung
   Hämorrhagische Inforzierung
   Nekrosen
   Verkalkung
   Verwachsung mit der Umgebung

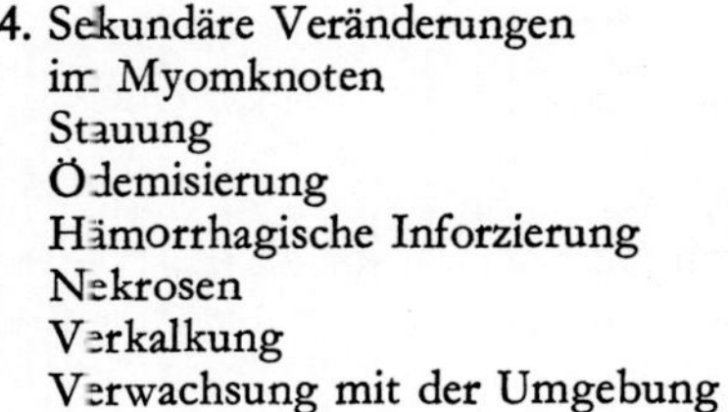

Symptome: (Sind nach Sitz und Größe der Myome verschieden.)

a) *Subseröse Myome:* Schmerzen durch Peritonalspannung. Druckerscheinungen auf Nachbarorgane. Blutungsstörungen fehlen meist.

Gestielte Myome: Gefahr der Stieldrehung mit den Erscheinungen eines akuten Abdomens; Durchblutungsstörungen.

b) *Intramurale Myome:* Hypermenorrhoen infolge Erschwerung der Kontraktion der Uterusmuskulatur bis zur menorrhagischen Dauerblutung. Schmerzen und Dysmenorrhoen durch Kontraktionen und Zerrung am gespannten Peritoneum. Druckerscheinungen aufs Rektum führen zur Obstipation, Druck auf Blase und Urethra zu Miktionsbeschwerden, Druck auf den Plexus sacralis zu neuralgiformen Beschwerden und Kreuzschmerzen.

c) *Submuköse Myome:* Blutungsstörungen (Hypermenorrhoen, Menorrhagien, Dysmenorrhoen).

Gestielte submuköse Myome: Wehenähnliche Schmerzen durch den Versuch des ut., das Myom zu »gebären«. Anämie.

d) *Intraligamentäre Myome:* Druckerscheinungen auf Nachbarorgane. Hier kann ein Myom auch einmal einen Ureter komprimieren (Hydronephrose).

Diagnose

Durch Tastbefund bei bimanueller Untersuchung und oben angeführte Symptome.

Differentialdiagnose

Gravidität (Schwangerschaftstest), Ovarialtumor, entzündlicher Adnextumor, *parametrane Exsudate (Extrauteringravidität).*

Therapie

Prinzipiell: Bei Myomen, die keine Symptome hervorrufen, ist eine Therapie unnötig. Lediglich eine Beobachtung der Patientin ist erforderlich.

Bei Beschwerden:

1. Operation (abd. oder vag. Uterusexstirpation).

2. Ausschaltung der Ovarfunktion durch Bestrahlung (selten).

3. Hormonbehandlung

Ad 1: *Operation:* Entweder abdominale oder vaginale Totalexstirpation. Die supravaginale Uterusexstirpation wird heute wegen der Gefahr eines Zervixstumpf-Karzinoms abgelehnt.

Enukleation eines oder mehrerer Myome bei jungen Patientinnen, bei denen noch Kinderwunsch besteht.

Ad 2: *Bei erhöhtem Operationsrisiko* (Herzinsuffizienz, erhebliche Adipositas usw.) ist die Ausschaltung der Ovarfunktion durch *Bestrahlung* möglich. So wird ein künstliches Klimakterium erzeugt, in dem sich die Myome meist spontan zurückbilden.

Ad 3: Applikation von Ovulationshemmer mit hohem Gestagenanteil, oder Therapie mit Gestagenen erzwingt eine Hypomenorrhoe oder führt zur Atrophiesierung des Endometrimus.

Endometriose

Wesen der Erkrankung

Es handelt sich bei der Endometriose um genital oder extragenital vorkommende gutartige Wucherungen von funktionsfähigem Endometriumgewebe. Das Wachstum unterliegt der hormonalen Funktion der Ovarien und kommt ausschließlich bei der geschlechtsreifen Frau vor, ist also geschlechtsgebunden.

Einteilung

Nach der Lokalisation unterscheidet man:

I. Endometriosis genitalis	*Verteilung*
a) Endometriosis genitalis interna uteri et tubae	ca. 43—45%
b) Endometriosis genitalis externa	ca. 49—51%
II. Endometriosis extragenitalis	ca. 5— 7%

Zu I: a) Alle im Uterus und in der Tube vorkommenden Tiefenwucherungen des Endometrium

1. E. uteri int. (Adenomyosis uteri)
2. E. uteri int. (Adenomyoma uteri)
3. E. tubae int. mit Hämatosalpinx
4. E. tubae isthmica nodosa

b) Alle außerhalb des Uterus und der Tube vorkommenden und mit dem Genitale in Verbindung stehenden Wucherungen (endometriotische Bildungen)

5. E. ovarii (Teer- oder Schokoladenzyste)
6. E. retrocervicalis
7. E. vaginalis
8. E. vulvae

9. E. perinaei
10. E. portionis vaginalis
11. E. lig. rot.

Zu II: Alle Wucherungen von Endometriumgewebe außerhalb der Genitalorgane (ohne topographischen Zusammenhang mit diesen)

12. E. des Zoekum
13. E. der Appendix
14. E. des Dünndarms
15. E. des Netzes
16. E. der Blase
17. E. in Laparatomienarben
18. E. im Nabel
19. E. im Leisten- oder Schenkelkanal
20. E. in den Extremitäten
21. E. in der Lunge

Im einzelnen:

E. genitalis interna uteri: Die uterinen Drüsen sind dabei ohne scharfe Grenze
in die hyperplastische Gebärmutterwand hineingewuchert, ein Befund im
Sinne der Adenomyosis uteri. Liegen die Wucherungen jedoch in einem
abgeschlossenen Myomknoten, so spricht man von einer Adenomyoma
uteri.

E. genitalis interna tubae: Diese geht von ektopischem Tubenendometrium
aus, das von der Uterusschleimhaut kontinuierlich in die Tube hinein-
gewachsen ist. Haupterscheinungsform: Endometriosis tubae isthmica nodosa. Da das endometriotische Gewebe in der Tube der hormonalen zykli-
schen Veränderung unterliegt, blutet es während der Periode. Wenn die
Tuben verschlossen sind, kommt es auf diese Weise zu Blutansammlungen,
zum Befund der Hämatosalpinx oder Schokoladentube.

E. genitalis externa: Vorkommen an der Serosa der Adnexe, am Beckenperito-
neum, am Ovar in Form der Schokoladen- bzw. Teerzysten, E. retrocervicalis usw.

E. extragenitalis: Endometrioseknoten verschiedenster Lokalisation: Darm,
Rektum, Sigma, Dünndarm, Dickdarm, Appendix, Netz, Niere, Blase,
Ureter, Damm, Narben, Nabel, Bauchdecken, Leistengegend, Brüche,
Extremitäten und Lunge.

Entstehung

E. genitalis interna uteri: Einfaches kontinuierliches Tiefenwachstum des Uterusendometrium.

E. genitalis interna tubae: Grenzüberschreitung des Uterusendometrium in den isthmischen Teil der Tube, Polypenbildung. Folge: Sterilität, Tubargravidität, Verschleppung in die Bauchhöhle.

E. extragenitalis:

1. Verschleppungstheorie: Ärztliche Untersuchung, Salpingographie oder andere ärztliche Eingriffe, Operation.
2. Prosoplastische oder Dysontogenetische Theorie, d. h. verspätete Potenzentfaltung und spezifische Ausdifferenzierung von Serosaepithel.

Beide Theorien haben in der Ausdeutung klinischer Erscheinungsformen ihre Grenzen.

Symptomatologie

Je nach Lokalisation ein wechselndes Bild von Symptomen.

E. interna uteri: Objektiv: Uterus vergrößert (bis über Faustgröße), derb, hart. Subjektiv: Schmerzen mit menstrueller Verstärkung, Blutungsstörungen: Hyper- und Polymenorrhoen, wie bei Myomen.

E. interna tubae: Alter 35—45 Jahre, derbe, knotige Auftreibung des isthmischen Tubenanteils, unter Umständen Hämatosalpinx mit wurstförmig verdickter, mit der Umgebung entzündlich verbackener Tube. Schmerzen wie bei alten entzündlichen Adnexitiden, jedoch mit Verstärkung während der Periode.

E. extragenitalis: Lokalbefund: harte, unregelmäßige, knotige, mit der Umgebung verwachsene, unregelmäßig begrenzte Tumoren. Verstärkung der objektiven und subjektiven Erscheinungen während und nach der Periode: Spannungsschmerz (dysmenorroischer Spannungsschmerz). Bei Verbindung zur Außenwelt (Blase, Darm, Narbe) monatliche, schmerzhafte Blutungen, Tenesmen. Erworbene Dysmenorrhoe geradezu krankheitsspezifisch, peritonistische Erscheinungen, Ileus bei geplatzter Schokoladenzyste des Ovars.

E. als Sterilitätsursache: Bei der Endometriosis interna tubae.

Therapie

Zur Behandlung stehen die Operation, die Bestrahlung und die Hormontherapie zur Verfügung. Im Vordergrund der therapeutischen Möglichkeiten steht die operative Entfernung des Endometriosegewebes. Sie wird immer bei günstiger Lokalisation und jungen Patientinnen zur Anwendung kommen. Bei erhöhtem Operationsrisiko oder ungünstiger Lokalisation greift man bei stärkeren Beschwerden zur Ausschaltung der Ovarialfunktion durch Röntgenbestrahlung der Eierstöcke, besonders bei Frauen im präklimakterischen und klimakterischen Alter. Bei mäßigen Beschwerden kommt man mit symptomatischer Behandlung aus. Die Hormontherapie besteht in Gaben von hohen Dosen Gestagen-Östrogen-Kombinationen, mit dem Zweck, eine schmerzhafte Umwandlung der ektopischen Herde zu verhindern.

Kraurosis vulvae

Der klinische Begriff Kraurosis vulvae, also eine Schrumpfung der Vulva, bezeichnet ein umschriebenes Krankheitsbild, das besonders Frauen in der späten Postmenopause, selten Kinder oder junge Mädchen, betrifft. In der Geschlechtsreife ist die Erkrankung extrem selten.

Erscheinungsbild

Die Kraurosis vulvae ist gekennzeichnet durch Sklerose und Atrophie der Haut aller Teile der Vulva; unter Verlust des Fettgewebes und der elastischen Fasern kommt es zu einer allmählichen und häufig erheblichen Einengung des Introitus vaginae. Die Vulvahaut wird bläulich und glänzend, gelegentlich zart rötlich, faltenlos, pergamentartig, trocken und rissig. Durch das Brüchig- und Rissigwerden kommt es zum Sekundärinfekt (häufig mit Candida albicans).

Histologisch findet man Hyperkeratose und Parakeratose, wodurch das Stratum corneum an Breite zunimmt, Abflachung der Stachelzellschicht, Basalzelldegeneration und Schwund der elastischen Fasern und der Hautanhangsgebilde. In der Cutis sieht man umfangreiche lymphozytäre Infiltrate.

Beschwerden

Heftiger, teilweise paroxysmaler Juckreiz und brennende Schmerzen, vor allem wenn Harn über die Einrisse fließt, veranlassen die Patientinnen, einen Arzt aufzusuchen. Jüngere Frauen klagen über Dyspareunien.

Ätiologie

Die Ätiologie der Kraurosis vulvae gilt als weitgehend unbekannt. Es ist sehr wahrscheinlich, aber nicht schlüssig bewiesen, daß Östrogenmangel eine wichtige Rolle spielt. (Hierfür spricht das bevorzugte Auftreten im Senium und im Kindesalter.) Die Kraurosis ist auch schon als eine Steigerung physiologischer Schrumpfungsprozesse angesehen worden.

Die *Behandlung* erfolgt mit Östrogenen lokal oder parenteral sowie mit Corticoiden. Die Substanzen werden sowohl lokal angewandt als auch in Form der Kristallsuspension subcutan injiziert. Wegen der Austrocknung der Haut sollten Fettsalben verwendet werden. Der Sekundärinfekt sollte nach bakteriologischer Klärung mitbehandelt werden.

Seltene, therapieresistente Fälle können entweder symptomatisch mit Novocaininjektionen, Unterschneidung der Haut zwecks Denervation oder durch eine einfache Vulvektomie angegangen werden.

Da die Kraurosis als fakultative Präkanzerose gelten muß, sind regelmäßige Nachuntersuchungen alle 2—3 Monate angezeigt. Eine Vulvektomie entfernt den Boden für eine etwaige Karzinomentwicklung.

Leukoplakie

Die Leukoplakie, wie die Kraurosis vulvae vorwiegend eine Erkrankung des Seniums, entsteht häufig auf dem Boden einer Kraurosis.

Die *Ätiologie* ist ebenfalls weitgehend unbekannt, jedoch scheint Östrogenmangel Voraussetzung für das Auftreten einer Leukoplakie zu sein.

Histologisch handelt es sich um eine hochgradige Verbreiterung aller Epidermisschichten mit Hyper- und (oder) Parakeratose und lymphozytären Infiltraten der Cutis. Selten kann sich ein Carcinoma in situ oder eine Dysplasie unter einer Leukoplakie verbergen.

Erscheinungsbild

Es handelt sich um eine sichtbare und fühlbare Verdickung der Cutis, die durch kleinere oder größere perlmuttartige Flecken an der vorderen und hinteren Komissur, den Innenflächen der Labien, der Klitoris und seltener am Damm und in der Umgebung des Afters gekennzeichnet ist.

Beschwerden

Die Patientinnen klagen über heftigen Pruritus, der zu Kratzeffekten und damit zum Sekundärinfekt führt, manchmal über Dyspareunien und Mißempfindungen im Vulvovaginalbereich.

Die *Behandlung* umfaßt — wie bei der Kraurosis — Östrogene i. m. und lokal, Corticoide als Kristallsuspension oder lokal, Novocaininjektionen, Unterschneidung der Vulvahaut oder die einfache Vulvektomie.

Da die Leukoplakie zu den fakultativen Praecancerosen zu rechnen ist, sollten regelmäßige Nachuntersuchungen im Abstand von 2—3 Monaten erfolgen.

Extrauteringravidität

Definition

Unter einer Extrauteringravidität versteht man jede außerhalb des Uterus angesiedelte Schwangerschaft.

Das befruchtete Ei kann sich in der Tube, im Ovar (meist im gesprungenen Follikel) oder in der freien Bauchhöhle (meist im Douglas) implantieren. Es siedelt sich immer dort an, wo es sich gerade zum Zeitpunkt der Implantationsfähigkeit (ca. 6 Tage nach der Befruchtung) befindet.

In etwa 99% aller Extrauteringraviditäten sitzt die Schwangerschaft in der Tube; dort 6- bis 7mal häufiger im ampullären Teil als im isthmischen, und nur ganz selten im intramuralen Teil des Eileiters.

Die Häufigkeit der Tubargravidität: 0,5 bis 1% aller Schwangerschaften.

Ursachen

für das Zustandekommen einer Tubargravidität sind:

1. Verwachsungen oder Taschenbildungen in der Tubenschleimhaut, vor allem nach vorangegangenen Entzündungen.
2. Anlagefehler der Tube, z. B. überlange, infantile Tuben.
3. Tubenspasmen.
4. Sonstige seltene Ursachen, z. B. Endometrioseherde, Eierstockzysten mit lang ausgezogener Tube, Abknickung der Tube nach Operationen am inneren Genitale.

Klinik

Im Vordergrund der klinischen Bedeutung steht die Tubargravidität und hier die Unterscheidung zwischen der Ansiedlung im Isthmus oder der Ansiedelung in der Ampulle.

> Die *Tubargravidität* im *ampullären Teil* führt zum *Tubarabort*.
> Die *Tubargravidität* im *Isthmus* führt zur *Tubarusur* (Tubarruptur).

Nach einem symptomarmen oder symptomfreien Schwangerschaftsverlauf kommt es 6 bis 8 Wochen nach der letzten normalen Periode (2 bis 4 Wochen nach der ausgebliebenen Periode) zu den grundsätzlich sehr unterschiedlichen klinischen Erscheinungen der beiden obengenannten Tubargraviditätsarten.

1. Tubarabort

Im ampullären Teil der Tube ist sehr viel mehr Platz zur Ausdehnung des Eies in die Tubenlichtung. Von der Einnistungsstelle in der Tubenwand

140

aus kann sich also das Ei in Richtung auf das Tubenlumen wachsend ausdehnen. Da dieses Eibett zur Versorgung der Schwangerschaft ungeeignet ist, geht es nach dem genannten Zeitraum zugrunde, und dieser Prozeß kann Tage bis Wochen dauern. Es kommt durch Einriß der Schleimhautkapsel zum

> inneren Fruchtkapselaufbruch = Tubarabort.

Unter peristaltischen Kontraktionen der Tubenwand wird das Ei abgelöst und in den nachfolgenden Tagen oder Wochen in die freie Bauchhöhle geboren. Dabei kommt es zur Ausbildung einer Hämatosalpinx und durch die in Schüben auftretende Blutung zu einem peritubaren Hämatom und schließlich zu einer retrouterinen Hämatozele.

Während der in kleinen Schüben auftretenden Blutung, die um das Fimbrienende herum sehr bald gerinnt, kommt es einmal oder wiederholt zum peritonealen Schock, dem jedoch kein Blutvolumenmangelschock folgt und der deshalb nach einiger Zeit von selber wieder vorübergeht.

Während dieses Ablaufes kommt es in Folge des Absterbens der Tubargravidität zu einem Zusammenbruch des Corpus luteum graviditatis. Als Folge davon tritt eine uterine, hormonal bedingte Blutung auf durch den Zerfall und die Ausstoßung des Deziduasackes. Diese uterine Blutung hört von selber nicht auf und ist auch durch eine Hormontherapie kaum zu beeinflussen.

2. Tubarusur

Bei der Ansiedelung des Eies im Isthmus ist für die obengenannte Wachstumsrichtung kein Platz vorhanden. Aus diesem Grunde wächst der Throphoblast und die Zotten durch die Tubenwand und die Tubenserosa hindurch, wodurch es zum

> äußeren Fruchtkapselaufbruch = Tubarusur

kommt. Dieser Ablauf unterscheidet sich vor allem zeitlich und damit auch in der klinischen Bedeutung grundsätzlich vom Tubarabort. Während des äußeren Fruchtkapselaufbruches kommt es zu einer plötzlichen und massiven Blutung aus der Stelle, an der die Tubenserosa durchnagt wurde.

Die Arteria ovarica als ein Ast der Aorta steht unter hohem Druck, so daß bei dieser plötzlich auftretenden starken arteriellen Blutung innerhalb von 30—60 Minuten 1—2 l Blut in die freie Bauchhöhle fließen können. Dem sofort auftretenden peritonealen Schock folgt sehr rasch der echte Volumenmangelschock, der damit lebensbedrohlich wird, wenn nicht sofort Abhilfe geschaffen wird. Bei diesem plötzlichen Geschehen entfällt die Blutgerinnung um die Tube und es fehlt natürlich auch die uterine Blutung.

Dem *Verlauf* nach kann man bei der Tubargravidität also unterscheiden:

I. Stadium der Symptomlosigkeit (intakte Tubargravidität).

II. Stadium der Symptomarmut (die Frucht stirbt in der Tube ab, Blutung in die Tube).

III. Stadium des peritonealen Schocks mit nachfolgendem Kollaps.

Diagnostik und Differentialdiagnostik:

I. Nachweis von Choriongonadotropin durch immunologische Schwangerschaftsschnellreaktionen.

II. Douglas-Punktion bei akutem Bild.

III. Laparoskopie, vor allem im symptomarmen Stadium und zur Differentialdiagnose zwischen Abort, Tubargravidität und intakter Gravidität.

IV. Abrasio, die histologische Untersuchung findet keine fötalen Gewebsanteile.

Therapie

Operative Entfernung der ektopischen Schwangerschaft. Die Operation erfolgt im schockfreien Zustand, so daß evtl. vorher durch Plasmaexpander und Blutersatz der Kreislauf aufgefüllt werden muß.

Blutung in der Schwangerschaft

In der *1. Schwangerschaftshälfte* sollte jede Blutung durch Spekulumeinstellung abgeklärt werden. Ist keine genitale Blutung nachweisbar, dann sistierte die Blutung entweder zum Zeitpunkt der Untersuchung oder die Blutungsquelle liegt extragenital (Darm, Niere, ableitende Harnwege).

Jede echte Blutung in der *2. Schwangerschaftshälfte* sollte sofort in eine Klinik eingewiesen werden.

Blutung aus der Vagina und von der Portio

Diagnose	Symptome	Diagnostik	Ätiologie	Therapie
hämor-rhagische Kolpitis	Blutung sanguinolenter Fluor	Inspektion Nativpräparat im Phasenkontrast-mikroskop bakteriol. Abstrich	Störung der Biologie der Vagina	Zweiphasenbehandlung: 1. Zerstörung der pathogenen Keime mit Antibiotika-einlagen 2. Wiederaufbau der physiol. Scheidenflora mit Östrogen-Zucker-Säure-Präparaten
Verletzung	Schmerz Blutung	Inspektion Anamnese	Trauma artefizieller Abort	Versorgung in der Klinik
geplatzter Varixknoten	Blutung	Inspektion	Bindegewebsschwäche, Venenwandschwäche, Rückstau (oft vergesell-schaftet mit Varikosis der Beine und der Vulva)	operative Versorgung

Diagnose	Symptome	Diagnostik	Ätiologie	Therapie
blutende Ektopie	Kohabitationsblutung Defäkationsblutung	Inspektion Kolposkopie Zytologie	hormonell bedingte Hyperplasie bzw. Hypertrophie der Zervixschleimhaut mit Ektropionierung	vorsichtige Verschorfung, danach Wiederaufbau der physiol. Vaginalflora
Zervixpolyp	Schmierblutungen, evtl. Kontaktblutungen	Inspektion Kolposkopie Zytologie	gutartige Neubildung	Abdrehung oder Abtragung mit histol. Untersuchung
Zervixkarzinom	*Frühsymptome:* keine *Spätsymptome:* Kontaktblutungen, blutiger Fluor, Defäkationsblutungen	Inspektion Kolposkopie Zytologie Histologie	Änderung der Wachstumsgeschwindigkeit durch hormonelle Umstellung in der Schwangerschaft wird angenommen	bei gesicherter Invasion Radikaloperationen (oder Bestrahlung) ohne Rücksicht auf die Schwangerschaft

Blutung aus dem Zervikalkanal in der 1. Schwangerschaftshälfte

Diagnose	Symptome	Diagnostik	Ätiologie	Therapie
Pseudomenstruation	schmerzfreie, menstruationsähnliche Blutungen zum Regeltermin	Inspektion Palpation	Schwankungen im Östrogengehalt des Blutes, vor allem bei zykluslabilen Frauen, zum Menstruationstermin	Bettruhe Ruhigstellung, da Übergang in einen Abort möglich, bis zum Blutungsstillstand
Verletzung	Blutung Schmerzen	Inspektion Palpation	Trauma Abtreibungsversuch	Bettruhe, Eisblase, Antibiotika, bei Blutdruck- und Pulskontrolle abwartendes Verhalten, evtl. Operation erforderlich

Diagnose	Symptome	Diagnostik	Ätiologie	Therapie
Fehlgeburt Abortus — imminens — incipiens — completus — in- completus	Blutung Wehen Fruchtwasserabgang Abgang von Blutkoageln oft einzeitiger Frucht- abgang meist zweizeitiger Frucht- abgang	Inspektion Palpation	in 20% Spontanaborte, davon ca. 50% ovulärer Ursache, 50% mütterlicher Ursache, in 80% artefizielle Aborte	Bettruhe, Ruhigstellung des Uterus, Östrogen-Gestagen- behandlung (evtl. Behandlung mit Tranquilizern oder auch *Dilatol*) Nachräumung
Tubarabort	Schmierblutung nach Amenorrhoe von ca. 6—8 (10) Wochen Unterbauchschmerz peritonealer Schock	Inspektion Palpation Schwangerschafts- reaktionen Douglas-Punktion Laparoskopie	1. Verklebungen der Tuben- schleimhaut nach voraus- gegangener Entzündung 2. überlange infantile Tuben 3. Tubenspasmen 4. seltenere Ursachen: Endometrioseherde, Abknickung der Tuben nach Operationen	operative Behandlung

Diagnose	Symptome	Diagnostik	Ätiologie	Therapie
Blasenmole (Übergang in Chorionepitheliom möglich)	Uterus meist größer, als es der Amenorrhoe entspricht (D.D.: Mehrlingsschwangerschaft) fehlende kindliche Herztöne und Kindsbewegungen Abgang von Bläschen	Palpation quantitativer Pregnostikontest Nachweis hydropischer Trophoblastzotten Röntgenaufnahme Ultraschall	Entartung der Chorionzotten (Übergang in bösartige Wucherungen der fetalen Zellen im mütterlichen Organismus möglich)	Ausräumung danach 1 Jahr lang alle 3 Monate Kontrolle der Schwangerschaftsreaktionen (Möglichkeit der Entstehung eines Chorionepithelioms)

Blutung aus dem Zervikalkanal in der 2. Schwangerschaftshälfte

Diagnose	Symptome	Diagnostik	Ätiologie	Therapie
Zeichnen	Abgang von blutigem Schleim	vaginale oder rektale Untersuchung	Ausstoßung des zervikalen Schleimpfropfes nach Ablösung der Eihäute vom unteren Uterinsegment mit Eröffnung von Deziduagefäßen	Spontangeburt abwarten
Placenta praevia	unterschiedlich starke Blutung, Abgang von Blutkoageln erfordern sofortige Klinikeinweisung auch bei Verdacht, ohne vorherige Untersuchung	auch in der Klinik nur in Operations-Bereitschaft Spekulumeinstellung und vaginale Untersuchung siehe auch: tiefer Sitz der Plazenta	primäre Ansiedlung des Eies im Isthmus oder im unteren Korpusteil Insuffizienz des Endometriums nach vorausgegangenen Geburten, Aborten, Curettagen	Sectio caesarea so rasch wie notwendig, so spät wie möglich (längere Zeit vor dem Geburtstermin oft auch kons. Behandlung in der Klinik möglich)

Diagnose	Symptome	Diagnostik	Ätiologie	Therapie
Tiefer Sitz der Plazenta	wie oben	Untersuchung wie oben; röntgenol. oder szintigraphische Darstellung der Plazenta ebenso möglich wie mit Ultraschall	wie oben geringster Grad der Placenta praevia	konservative Behandlung, evtl. Blasensprengung und Wehentropf (seltener: Sectio)
Randsinusblutung	wie oben und Dauerschmierblutung	Untersuchung wie oben	Zerreißung des Sinus circularis placentae	Spontangeburt anstreben
vorzeitige Lösung der normal sitzenden Plazenta	Schock meist nur geringe Blutung nach außen diffuser Unterbauchschmerz harter, schmerzhafter Uterus (l'uterus en bois)	aus dem klinischen Bild	1. *endogene Faktoren:* vor allem Präeklampsie. Dabei kommt es durch Kapillarschädigung zu Blutungen zwischen Uteruswand und Plazentahaftstelle 2. *exogene Faktoren:* Trauma, Unfall	Schockbehandlung, Versuch der vaginalen Entbindung, oftmals Sectio caesarea erforderlich Fibrinogenbestimmung, da Gefahr einer lebensbedrohlichen Fibrinogenmangelblutung besteht (Verbrauchskoagulopathie)

Systematik der gynäkologischen Morphologie
Morphologische Diagnostik im Genitalbereich

	10 Vulva	20 Vagina	30 Portio, 40 Zervix
100 Mißbildungen, Entwicklungsfehler, Lageveränderungen	110 Aplasie 111 Hypoplasie 112 113 Verdopplung der Klitoris und der kleinen Labien (sog. Paranymphen) 114 115 Zysten des Gartnerschen und Wolfschen Ganges 116 Deszensus 117	120 Aplasie 121 Hypoplasie 122 Gynatresia vaginalis 123 Vagina duplex, septa 124 Hymen microperforatus 125 Gartner-Gang-Reste und -Zysten 126 Deszensus 127	130 (140) Aplasie 131 (141) Hypoplasie 132 Gynatresia cervicalis 133 134 135 (145) Gartner-Gang-Reste und -Zysten 136 (146) Deszensus 137
200 Atrophie, Hypertrophie, Hyperplasie, Metaplasie, Prosoplasie, Ektopie	210 senile Atrophie 211 Hypertrophie 212 Elephantiasis 213 214 Leukoplakie 215 Kraurosis 216 Endometriose 217 218	220 senile Atrophie 221 Papillarhypertrophie 222 Colpohyperplasia cystica 223 senile Keratose 224 Leukoplakie 225 226 Endometriose 227	230 (240) senile Atrophie 231 (241) Hypertrophie; Elongatio 242 zystische Hyperplasie 233 (243) Plattenepithelmetaplasie 234 Leukoplakie 235 Parakeratose 236 (246) Endometriose 237 ektopische Dezidua
300 Kreislaufstörungen, Trauma, Fremdkörper, Parasiten	310 Hyperämie, Varizen 311 Stauungsödem 312 Hämatom (Thrombus vulvae) 313 314 Dammriß	320 Hyperämie 321 Stauungsödem 322 Hämatom (Thrombus vaginae) 323 Hämato-, Hydrokolpos 324 Scheidenfistel	330 (340) Hyperämie 341 Hypersekretion 332 (342) Hämatom 333 334 Emmet-Riß 335 (345) Fremdkörpergranulom; entz.

50 Korpus	60 Tube	70 Ovar	80 Parametrium, Pelveoperitoneum
150 Aplasie	160 Aplasie	170 Aplasie	
151 Hypoplasie	161 Hypoplasie	171 Hypoplasie	
152 Gynatresia corporalis	162 Gynatresia tubaris	172	
153 Uterus duplex, bicornis, unicollis, arcuatus, septus, subseptus, biforis	163 Nebentuben	173 akzess. Ovar	
154 Retroflexio u. ä.	164 Tubendivertikel	174 Formabweichungen	
155 Hernia uteri	165	175 Hernia ovarii	
156 Descensus uteri		176 Descensus ovarii	
157 Inversio uteri		177	

250 senile Atrophie	260 senile Atrophie	270 senile Atrophie	280
251 Hypertrophie (Myometrium)	261 Tubargravidität	271 Ovargravidität	281
252 Hyperplasie (Myometrium, Endometrium)	262	272 Stroma-Hyperplasie	282 reaktive Hyperplasie (Lymphknoten)
253 Plattenepithel- knötchen (Endometrium)	263 Walthardsche Zellinseln	273 ektop. Zellherde	283 Drüseneinschlüsse (Lymphknoten)
254 Gravidität, intrauterin	264	274 Thekazell- wucherungen	284
255 —, extrauterin	265	275 sog. Oberflächen- papillome	285
256 Adenomyose	266 Endometriose	276 Endometriose	286 Endometriose
257 Stromaendo- metriose	267 ektopische Dezidna	277 Deziduaknötchen	287 ektopische Dezidua
258 Blasenmole	268 Stenose	278 Fibrose nach Ovu- lationshemmern	

350 Hyperämie	360 Hyperämie	370 Hyperämie	380 Hyperämie
351 Apoplexia uteri	361	371	381 Pelipathie
352 hämorrhag. Infarzierung	362 hämorrhag. Infarzierung	372 hämorrhag. Infarzierung	382 Hämatom (intra- ligamentär)
353 Hämatometra, Hydrometra	363 Hämatosalpinx, Hydrosalpinx	373 Hämatome (Follikel-, Corpus luteum-, interstitiell)	383 Haematocele retrouterina
354 Ruptur, Perforation	364 Tubarruptur		384

149

	10 Vulva	20 Vagina	30 Portio, 40 Zervix
	315 Fremdkörper- granulom 316 Puerperalulkus 317 Echinokokkenzyste 318	325 Fremdkörper- granulom (Vaginalstumpf) 326 Dekubitalulkus 327 328 Trichomonaden 329	Granulationsgewebe 336
400 Entzündungen	410 Vulvitis, akut, subakut, chronisch 411 pseudomembranöse Vulvitis 412 gangränöse Vulvitis 413 unspez. Ulkus 414 Tuberkulose 415 Lues (Condyloma latum) 416 Gonorrhoe 417 Aktinomykose 418 Bartholinitis 419 Lichen vulvae (chron. Ekzem)	420 Vaginitis, akut, subakut, chronisch (— granularis, — adhaesiva, — exfoliativa) 421 pseudomembranöse Vaginitis 422 gangränöse Vaginitis 423 unspez. Ulkus 424 Tuberkulose 425 Lues 426 Gonorrhoe 427 Vaginitis emphysematosa 428 Soor 429	440 Zervizitis, akut, subakut, chronisch 431 entzündliche Erosion 432 glandulär-papilläre Erosion 433 unspez. Ulkus 444 Tuberkulose 435 Lues 436 Gonorrhoe 437
500 Retentions- zysten	510 Talgdrüsenzyste 511 Bartholinische Zyste 512 Hydrocele muliebris 513 traumatische Epithelzyste 514	520 Müllersche Epithelzyste 521 Gartner-Gang- Zyste 522 Zyste der para- urethralen Drüsen 523 traumatische Epithelzyste 524 525 526 Endometriosezyste 527	530 (540) zervikale Retentionszysten (Ovula Nabothi) 531 (541) Gartner- Gang-Zyste 532

50 Korpus	60 Tube	70 Ovar	80 Parametrium, Pelveoperitoneum
355 Fremdkörper- granulom (Endometrium) 356 357 Echinokokkenzyste 358 Toxoplasmose 359	365 Fremdkörper- granulom 366	374 375 Fremdkörper- granulom 376	385 Fremdkörper- granulom 386 Zysten nach Lymphographie 387 Echinokokken- zyste
450 Endometritis, akut, subakut, chronisch (Pyometra) 451 Endometritis p. abort. 452 Endometritis p. part. 453 Plazentitis 454 Tuberkulose 455 456 457 Aktinomykose 458 Dysmenorrhoea membranacea 459 Myometritis, akut, subakut, chronisch	460 Salpingitis, akut, subakut, chronisch — pseudofollicu- laris, Pyosalpinx, Tuboovarialzyste 461 pseudomembranöse Salpingitis 462 463 464 Tuberkulose 465 Lues 466 Gonorrhoe 467 Aktinomykose 468 Salpingitis isthmica nodosa	470 Oophoritis, akut, subakut, chronisch 471 Follikelempyem 472 Ovarialabszeß 473 474 Tuberkulose 475 Lues 476 Gonorrhoe 477 Aktinomykose 478 Lepra 479	480 Lymphangitis 481 Lymphadenitis 482 Phlebitis 483 Pelveoperitonitis (abszedierende) 484 Tuberkulose 485 phlegmonöse Entzündung 486 Parametritis 487
550 einfache Myo- metriumzyste (Müllersche Epithelzyste) 551	560 Hydatide 561 562 563 564 565 566 Endometriose- Zyste 567	570 Keimepithelzyste 571 Follikelzyste 572 Corp. lut.-Zyste 573 Theka-Zyste 574 Corp. alb.-Zyste 575 einf. Ovarialzyste 576 Endometriose- Teerzyste 577 Markstrang- und Retezyste 578 polyzyst. Ovar; Stein-Leventhal- Syndrom	580 Parovarialzyste 581

	10 Vulva	20 Vagina	30 Portio, 40 Zervix
600 Gutartige, epitheliale und fibroepitheliale Tumoren	610 Harnröhren-karunkel (Urethralpolyp) 611 Papillom (Condy-loma acuminatum 612 Adenoma hydro-adenoides (Pick) 613 Fibroadenom (exzess. Mamma) 614	620 Papillom (Condy-loma acuminata) 621 622 623 Adenomyom 624	630 sog. Portiopolyp 640 Zervixpolyp 640a Polyp der Über-gangsschleimhaut 631 Papillom (Condy-loma acuminatum) 642 Adenom (des Gartner-Ganges) 633 (643) Adenomyom
700 Gutartige, mesenchymale und embryonale Tumoren	710 Myom 711 Fibrom 712 Hämangiom 713 Lymphangiom 714 Lipom 715 Myxom 716 Neurom 717 Myoblastenmyom 718	720 Myom 721 Fibrom 722 Hämangiom 723 Lymphangiom 724 Lipom 725 Myxom 726 Neurom 727 Myoblastenmyom 728	730 (740) Myom 731 (741) Fibrom 732 (742) Hämangiom 733 (743) Lymphangiom 734 (744) Lipom 735 (745) Myxom 736 (746) Neurom 737 (747) 738
800 Bösartige, epitheliale Tumoren	810 Dysplasie 811 Ca. in situ 812 M. Bowen, M. Paget 813 verhorn. Platten-epithel-Ca 814 nicht verhorn Plattenepithel-Ca 815 unreifes Ca 816 mukoepidermoides Ca 817 Hydradeno-Ca 818 819 metastat. Ca	820 Dysplasie 821 Ca. in situ 822 823 verhorn. Platten-epithel-Ca 824 nicht verhorn. Plattenepithel-Ca 825 unreifes Ca 826 mukoepidermoides Ca 827 Adeno-Ca 828 829 metastat. Ca	830 Dysplasie 831 Ca in situ 832 Mikro-Ca 833 verhorn. Platten-epithel-Ca 834 nicht verhorn. Plattenepithel-Ca 835 unreifes Ca 836 (846) mukoepider-moides Ca 837 (847) Adeno-Ca 838 (848) klarzelliges Ca 839 (849) metastat. Ca

50 Korpus	60 Tube	70 Ovar	80 Parametrium, Pelveoperitoneum
650 Endometrium- polyp, drüsig-zyst.	660 661	670 Granulosazelltumor 671 Luteom	
651 —, adenomatöser	662	672 Cystadenoma simpl.	
652 —, fibröser (Matronenpolyp)	663 Adenomyom 664	673 — papilliferum 674 — pseudomucino- sum	683 Zystadenoma- pillif in der Plica Cata
653 Adenomyom		675 Zystadenofibrom	684 Pseudomyxoma peritonei
654		676 Brenner-Tumor 677 Hiluszelltumor 678 Epidermoidzyste	
750 Fibromyom	760 Myom	770 Myom	780 Myom
751 Angiomyom	761 Fibrom	771 Fibrom	781 Fibrom
752 Hämangiom, solides Angiom	762 Hämangiom 763 Lymphangiom (Mesotheliom)	772 Thekom 773 Häm-, Lymphangiom	782 Hämangiom 783 Lymphangiom 784 Lipom
753 Lymphangiom (Mesotheliom)	764 Lipom	774 Lipom	785 Lymphom
754 Lipom	765 Myxom	775 Myxom	786 Neurom
755 Myxom	766 Neurom	776 Neurom	787
756 Neurom	767	777 Chondrom	
757		778 Osteom 779 Dermoid	
850 Ca in situ, Endometrium	860 861	870 Granulosazell-Ca, malignes Luteom, Thekom	880 881 882
851	862	871 serös-papilläres Zystadeno-Ca	883 884
852 Plattenepithel-Ca	863	872 pseudomuzinöses Zystadeno-Ca	885 886
853	864	873 endometrioides Adeno-Ca	887 888
854 undifferenziertes Ca	865	874 solides Ca, undiff.	889 metastat. Ca
855 Chorio-Ca	866	875 Hiluszell-Ca	
856 Chorioadenoma destruens	867 Adeno-Ca 868	876 malign. Brenner-Tu. 877 Mesonephroma mal.	
857 Adeno-Ca	869 metastat. Ca	879 metastat. Ca	
858 Adenocancroid			
859 metastat. Ca			

	10 Vulva	20 Vagina	30 Portio, 40 Zervix
900 Bösartige, mesenchymale, embryonale und Mischtumoren	910 Sarkom 911 Teratom 912 Melanoblastom 913 917 Leukämie 918 Lymphogranulomatose 919 metastat. Sarkom	920 Sarkom 921 Teratom 922 Melanoblastom 923 Chorio-Ca 927 Leukämie 928 Lymphogranulomatose 929 metastat. Sarkom	940 Sarkoma botryoides 931 (941) Sarkome, übr. Typen 932 (942) Teratom 933 (943) Chorio-Ca 937 (947) Leukämie 938 (948) Lymphogranulomatose 939 (949) metastat. Sarkom

Die vorgelegte Tabelle ist als Übersicht aller gynäkologischen Erkrankungen gedacht. Sie wurde systematisch, getrennt nach Krankheitsgruppen und Organen, aufgebaut. Damit gestattet diese Gliederung dem Arzt die Einordnung der histologischen Befunde, sie kann ihm aber auch eine Hilfe bei der Überprüfung seiner Differentialdiagnosen auf Vollständigkeit sein.

50 Korpus	60 Tube	70 Ovar	80 Parametrium, Pelveoperitoneum
950 Endometrium- sarkom	960 Sarkom 961	970 Sarkom (Fibro-, Myo-, Retikulo-,	980 981
951 maligne Stromatose	962	Myxo-, Angio-,	982
952 Leiomyosarkom	963 Chorio-Ca.	Chondro-, Osteo-,	983
953 Sarkome, übrige Typen	964 965 Karzinosarkom	Lympho-, Melano-) 971 Karzinosarkom	984 985
954 Chorio-Ca	966	972 malignes Teratom,	986
955 Karzinosarkom	967 Leukämie	Struma ovarii	987 Leukämie
956 malignes Müller- scher Mischtumor	968 Lympho- granulomatose	973 prim. Chorio-Ca 974 Zystadenofibrosarkom	988 Lympho- granulom
957 Leukämie	969 metastat. Sarkom	975 Dysgerminom, Seminom	989 metastat. Sarkom
958 Lympho- granulomatose		976 Arrhenoblastom	
959 metastat. Sarkom		977 Gynandroblastom	
		978 Leukämie, Lympho- granulomatose	
		979 metastat. Sarkom	

Ausdehnung des Karzinoms	Auffindung Erkennung	Schematisch	Begleitsymptome / Diagnose-sicherung	Therapie	Heilung $\sim\%$
Vorstadien, lokal begrenzt Ca-in-situ **Stadium 0**	Zytodiagnostik Kolposkopie		keine / Histologie	lokale Exzision	100
Invasives Wachstum auf das Organ begrenzt **Ca-Colli I**	Zytodiagnostik Kolposkopie evtl. Inspektion		Kontaktblutungen sang. Fluor Zwischenblutungen / Histologie	erweiterte Total-exstirpation des Uterus mit und ohne Nach-bestrahlung	75 / 25
Überschreiten der Organ-grenzen **Ca-Colli II**	Inspektion Palpation		wie oben evtl. verstärkt / Histologie und klinisch	Radium-Röntgen-bestrahlung	50 / 50
Fortschreitend destruierendes Wachstum, Aus-breitung über Lymph und Blutwege **Ca-Colli III**	Palpation Inspektion Lymphographie		wie oben evtl. schon Abflußbe-hinderungen / klinisch und Histologie	Radium-Röntgen-bestrahlung	25 / 75
Weitgehende lokale Zerstörung diff. Metastasierung **Ca-Colli IV**	Klinisch		wie oben Schmerzen / klinisch und Histologie	keine kausale, symptomatisch	100 / Mortalität

Stadieneinteilung und Klinik der Kollum-Karzinome

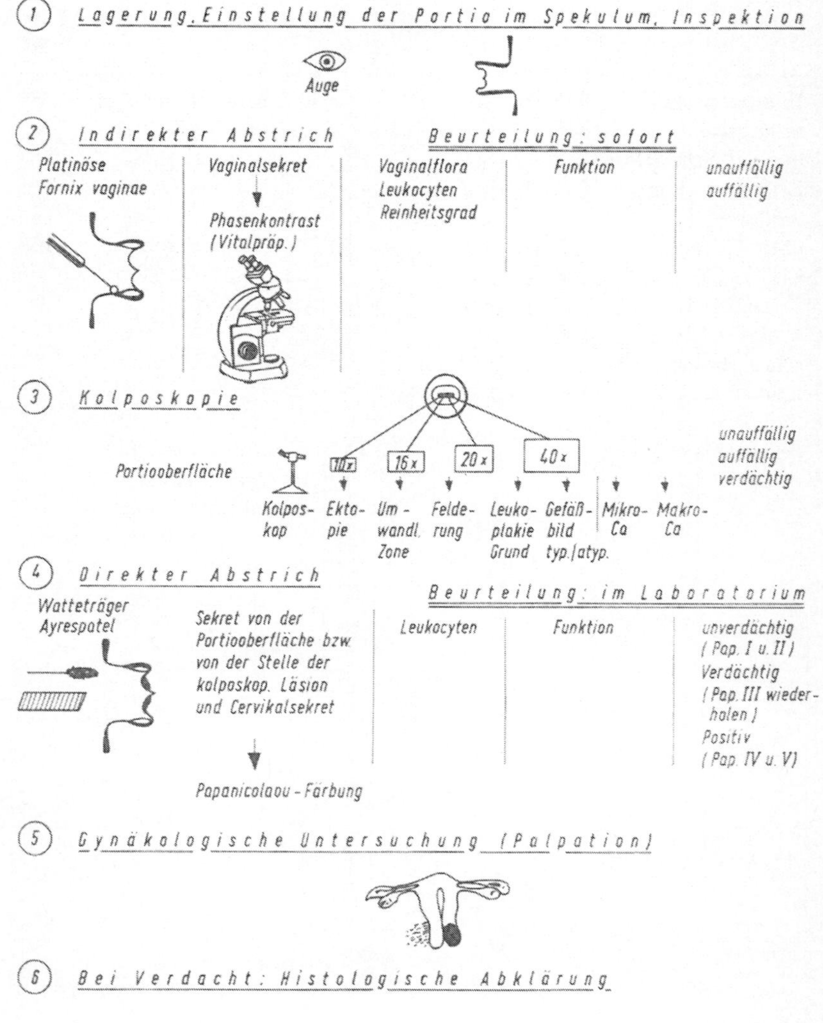

Ablauf des Untersuchungsganges zur Krebsvorsorgeuntersuchung bei der Frau

Krebsvorsorgeuntersuchungen bei der Frau

Merkblatt der Bundesärztekammer

Krebs entsteht an Prädilektionsstellen unter Durchlaufen von Vorstadien (fakultative und obligate Präkanzerosen). Die lokale Entfernung der Vorstadien unterbricht die weitere Entwicklung und bedeutet vollkommene Heilung.

Die Erkennung der Vorstadien ist mit hoher Sicherheit durch gezielte Vorsorgeuntersuchungen möglich, wenn entsprechende Suchmethoden angewandt werden. Leben und Gesundheit vieler Frauen können in entscheidendem Maße von der Durchführung und zuverlässigen Ausführung dieser Vorsorgeuntersuchungen abhängen. Sie sollten etwa mit dem 30. Lebensjahr einsetzen und von da an fortlaufend einmal im Jahr — ohne eine obere Altersgrenze — wiederholt werden.

Die Bösartigkeit eines Karzinoms beginnt mit der Invasion in die Unterlage. Sie beschränkt sich zunächst auf das befallene Organ. Nur selten erfolgt bereits auf dieser Stufe die Metastasierung in die regionären Lymphknoten. Die Entfernung der Veränderung im Gesunden oder die Entfernung des ganzen Organs bedeutet Heilung.

Im weiteren Verlauf werden die Organgrenzen überschritten. Das Neoplasma dringt in die nähere Umgebung zerstörend ein. Die Häufigkeit der lymphogenen und hämatogenen Metastasierung nimmt zu. Die Entfernung des Organs mit seiner gesamten Umgebung oder die ausreichende Strahlenwirkung auf Organ und Umgebung können noch eine Heilung herbeiführen.

Bei Ausbreitung auf dem Lymphwege, die vom Beginn der Invasion mit weiterem Fortschreiten des Wachstums zunimmt, sucht man durch Entfernung der Geschwulst mit Ausräumung der regionären Lymphknoten die erste Etappe der lymphogenen Ausbreitung zu fassen oder durch eine gezielte Bestrahlung zu zerstören. Die Heilungsaussichten sind bereits erheblich herabgesetzt.

Bei intrakanalikulärer oder intrakavitärer Verschleppung in die weitere Umgebung ist selbst durch die totale Entfernung (Operation) oder die Zerstörung der Geschwulst (Bestrahlung) eine Heilung nicht mehr möglich. Es kann jedoch eine Verlängerung der Überlebenszeit erzielt werden.

Bei organferner Metastasierung kann durch eine gezielte Bestrahlung oder durch eine zytostatische Behandlung noch eine Verlängerung der Überlebenszeit erreicht werden.

Genital-Karzinome

Die Organverteilung der gynäkologischen Karzinome ist in der folgenden Abbildung dargestellt.

Krebse der Vulva (3%), der Vagina (3%) und des Collum uteri (56%) sind der Untersuchung gut zugänglich. In diesen Bereichen sind auch Vorstadien erkennbar.

Der Krebs des Gebärmutterkörpers (27%, davon ein Drittel im Klimakterium, zwei Drittel im Postklimakterium), der zunächst polypös in das Uteruskavum hineinwächst, macht sich durch Blutabgang in auffälliger Weise bemerkbar.

Der Krebs im Bereich der Adnexe (Ovar 8%, Tube 0,2%) ist nur bei größerer Ausdehnung der Palpation zugänglich. Eine Frühdiagnose ist nicht möglich.

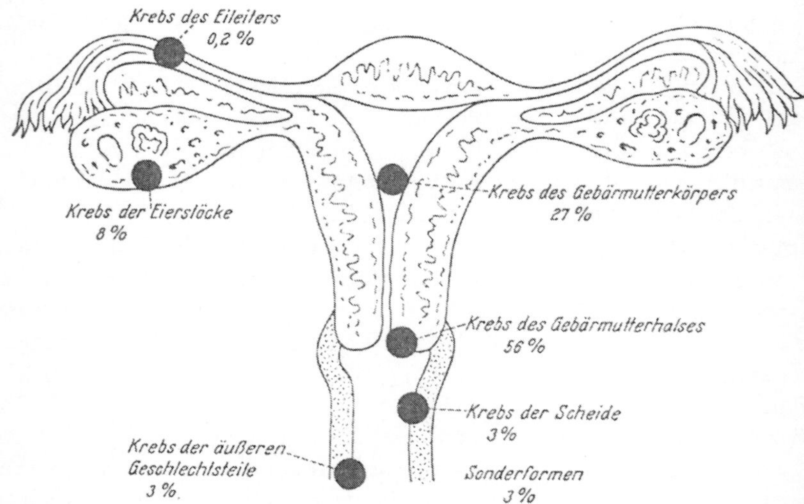

Lokalisation des weiblichen Genital-Karzinoms nach den Unterlagen einer Universitätsklinik (2500 Fälle). Es handelt sich um Anhaltswerte.

Warnzeichen und Diagnostik der einzelnen Krebslokalisationen im Genitalbereich

1. Vulva

Warnzeichen: Juckreiz, Leukoplakie, Kraurosis. Bevorzugt: das höhere Lebensalter.

Vulvakarzinom: Im Bereich der veränderten Hautpartien einzeln oder multipel auftretende Ulzerationen oder exophytische Tumorbildung. Infiltration der Unterlage. Leistenlymphknoten.

Diagnostik: Inspektion, Palpation, Sicherung durch Probeentnahme.

Achtung: Keine Rezepterneuerung bei Kraurosis vulvae ohne Abklärung durch Untersuchung.

2. Vagina

Warnzeichen: Sanguinolenter Fluor, Kontaktblutungen. Leukoplakie, Erythroplakie.

Vaginalkarzinom: Ulzeration oder Exophytie, meistens bei Berührung blutend. Infiltration der Unterlage.

Diagnostik: Inspektion, Palpation und Sicherung durch Probeentnahme.

3. Collum uteri

Warnzeichen: Sanguinolenter Fluor, Kontaktblutungen. Erythroplakie (roter Fleck auf der Portio), Leukoplakie (weißer Fleck auf der Portio).

Kollumkarzinom: Ulkusbildung oder Exophytie.

Diagnostik: Inspektion, Zytologie, Palpation, Sicherung durch Probeentnahme.

Achtung: Im Postklimakterium Lokalisation häufig im Zervikalkanal.

Warnzeichen: Blutabgang aus dem Zervikalkanal, blutiger Zervixschleim, Kontaktblutung.

Diagnostik: Sicherung durch fraktionierte Curettage.

4. Corpus uteri

Warnzeichen: Postklimakterische Blutungen, unregelmäßige präklimakterische Blutungen. Blutiger Zervixschleim.

Korpuskarzinom: Polypöse Schleimhautwucherungen.

Diagnostik: Sicherung durch fraktionierte Curettage.

5. Adnexe

Warnzeichen: Keine! Jeder Adnextumor bedarf klinischer Abklärung, evtl. Probelaparotomie.

Achtung: Ovarialkarzinome kommen in jedem Alter vor, auch schon bei Jugendlichen und Kindern.

Für die beiden häufigsten Genitalkarzinome, den Gebärmutterhalskrebs und den Gebärmutterkörperkrebs, gilt hinsichtlich der Anamnese und Diagnostik folgendes:

Gebärmutterhalskrebs
Gebärmutterkörperkrebs

Anamnese

Begünstigend: frühe Heirat, mehrere Geburten oder/und Fehlgeburten, entzündliche (postpartale) Veränderungen am Muttermund. Durchschnittsalter bei 47 Jahren, kommt aber auch schon früher vor, jedoch selten vor dem 35. Lebensjahr.

Begünstigend: späte oder keine Heirat, Zyklusstörungen und Zykluslabilität, andere endokrine Störungen (z. B. Diabetes). Durchschnittsalter bei 57 Jahren. Zwei Drittel der Patienten sind im Postklimakterium, ein Drittel im Präklimakterium. Vor dem 45. Lebensjahr selten.

Blutungsanamnese

Zwischenblutung, Kontaktblutung, Blutung bei der Defäkation, blutiger Ausfluß.

Postklimakterische Blutung (je später, desto verdächtiger) oder unregelmäßige präklimakterische Blutung.

Inspektion der Portio (bei guter Beleuchtung)

Ulkus, exophytischer Tumor, Beobachtung einer Blutung aus dem Muttermund. Verdächtig ist bereits der Befund einer »roten Stelle« (Erythroplakie) der Portio, da sich etwa hinter jeder 50. derartigen Veränderung ein kleines Karzinom verbirgt.

Unauffällig. Eventuell Blutspur aus dem Muttermund, blutiger Zervixschleim.

Palpation

Auftreibung des Kollum und seitliches Infiltrat geben Hinweise auf einen tiefen Zervixknoten oder beweisen ein fortgeschrittenes Karzinom.

Mit diesen einfachen Feststellungen werden bereits mehr als 90% aller *manifesten* Kollumkarzinome entdeckt, von denen etwa ein Drittel asymptomatisch verlaufen ist. Zur Erkennung der *Früh*fälle und *Vor*stadien muß die Untersuchung erweitert werden durch

Meist unauffällig.

Zytologischen Abstrich

Entnahme eines Abstrichs von der   Unzuverlässig.
Portiooberfläche und aus dem Zervikalkanal, Fixierung und Einsendung zur
zytologischen Auswertung.

Zur definitiven Abklärung erforderlich

Probeentnahme   Probeabrasio

Warnzeichen und Gang der gynäkologischen Untersuchung

1. Anleitung zur Selbstbeobachtung

Bei jeder Vorsorgeuntersuchung soll der Arzt die Patientin immer wieder
zur Selbstbeobachtung anhalten. Sie sollte sofort einen Arzt aufsuchen,
wenn sie eines der folgenden Warnzeichen bemerkt:

1. Blutungen zwischen den normalen Regeln,
2. unregelmäßige klimakterische Blutungen,
3. postklimakterische Blutungen,
4. Blutungen beim Verkehr,
5. Blutungen bei der Defäkation,
6. ungewohnter, blutig-bräunlicher Ausfluß,
7. Im Senium: Hautveränderungen im Vulvabereich und Juckreiz,
   Ulzerationen oder Knotenbildungen.

2. Anamnese

Es wird nach den obigen Warnzeichen gefragt.

3. Äußere Untersuchung

Abtasten des Abdomens. Inspektion der Vulva, Palpation der Leistenlymphknoten. Auffällig: Kraurosis, Leukoplakie, Ulkus, Exophytie.

4. Innere Spiegeluntersuchung

Einstellung und Inspektion der Vagina mit Spekula. Besichtigung der
Vaginalwände bei guter Beleuchtung.
Auffällig: Blutungsherde, Erythroplakie, Leukoplakie, Verdickungen der
Vaginalwand.
Einstellung und Inspektion der Portio. Auffällig: »roter Fleck« (Erythro-
plakie der Portio), Leukoplakie, Ulkus, Exophytie, blutiger Zervixschleim
oder Blutung aus dem Zervikalkanal.

5. Entnahme eines Abstrichs

von der Portiooberfläche und aus dem Zervikalkanal mit *einem* Watteträger (siehe die folgende Abb. 17).

Abrollen des Watteträgers auf einen vorher beschrifteten Objektträger;

sofortige Fixierung des Präparats durch ein Fixierungs-Spray (senkrecht aufsprühen) oder durch Eintauchen (mindestens 20 Minuten) in Ätheralkohol oder in Isopropylalkohol;

Versand des luftgetrockneten Abstriches zur zytologischen Untersuchung.

Einstellen der Portio
Entnahme

Abrollen
auf Objektträger

Fixierung
Alkohol-Äther
oder Spray

Versand
nach Trocknung

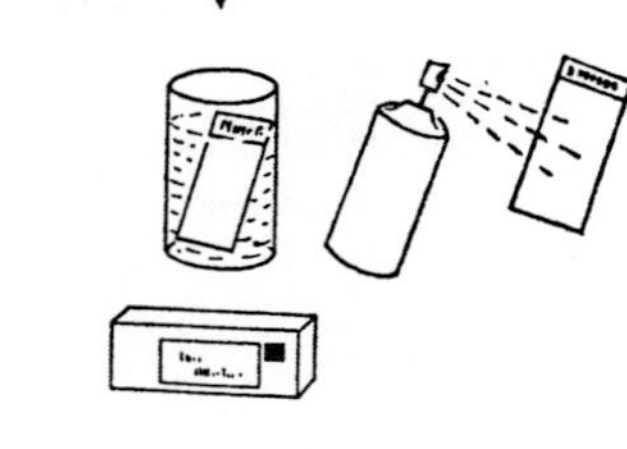

6. Palpation

Austasten der Vagina sowie Palpation des Kollum und des parametranen Gewebes (Auftreibung der seitlichen Kollumwand und parametrane Infiltration sprechen für Neoplasma). Palpation des Uterus (Größe, Form, Beweglichkeit). Erhebung des Adnexbefundes. Austasten des Douglasschen Raumes.

Erläuterung des zytologischen Befundberichtes

Karzinom (C)

unauffällig (1): *Papanicolaou* I und II:
kein Anhalt für ein Malignom.

auffällig (2): *Papanicolaou* III:
Hinweise auf eine Veränderung im Bereich Portio, Endozervix und Korpus, welche der weiteren Abklärung bedarf. Die Auffälligkeit des Ausstriches kann durch zahlreiche epitheliale Veränderungen bedingt sein, auch durch ein Karzinom. Die Abklärung soll in die Hand eines Facharztes oder einer Klinik gelegt werden.

Positiv (3): *Papanicolaou* IV und V:
Hinweis auf das Vorliegen eines Genital-Malignoms oder eines Vorstadiums. Sofortige Klinikeinweisung.

technisch nicht verwertbar (4):
Der Ausstrich kann wegen Unbrauchbarkeit nicht beurteilt werden. Er muß wiederholt werden.

Lokale Veränderungen (L)

Blutung (1), Entzündung (2)

Bakteriologischer Befund (B)

Döderleinflora (1), Mischflora (2), Trichomonaden (3), Mykosen (4), Hämophilus vaginalis (5).

Mamma-Karzinome

Das Mamma-Karzinom entsteht bevorzugt in den oberen äußeren Quadranten der Brust. Es neigt zu rascher Metastasierung in das axilläre, supraklavikuläre und/oder retrosternale Lymphabflußgebiet, bei Lokalisation in den inneren Quadranten auch in die parasternalen Lymphknoten. In fortgeschrittenen Stadien treten Fernmetastasen auf.
Mit Krebsbefall der anderen Brust muß gerechnet werden.
Nur wenn das Mamma-Karzinom früh erkannt wird, sind die Heilungsaussichten günstig.

Warnzeichen und Gang der Mamma-Untersuchung

1. Anleitung zur Selbstuntersuchung

Bei jeder Vorsorgeuntersuchung soll der Arzt die Patientin immer wieder zur Selbstkontrolle anhalten.
Jede Frau sollte einmal im Monat (bei noch bestehendem Zyklus am 1. Tag nach Beendigung der Menses) die Brüste in entspannter Haltung mit der Hand der entgegengesetzten Seite sorgfältig betasten. Sie sollte sofort einen Arzt aufsuchen, wenn sie eines der folgenden Warnzeichen bemerkt:

1. Knotenbildung oder Verhärtung der Brust,
2. eingezogene Brustwarze,
3. Absonderungen aus einer Brustwarze,
4. Hautveränderungen, z. B. entzündliche oder ekzematöse Erscheinungen,
5. tastbare Verhärtung in der Achselhöhle,
6. zyklusunabhängige Schmerzen in der Brust.

2. Anamnese

Es wird nach den obigen Warnzeichen gefragt.

3. Inspektion

Die Patientin entblößt den Oberkörper und nimmt eine entspannte Haltung ein. Der Arzt untersucht

bei herabhängenden oder in die Hüfte gestützten Armen (linke Abbildung),

bei über den Kopf erhobenen Armen (rechte Abbildung),

bei vorgebeugtem Rumpf.

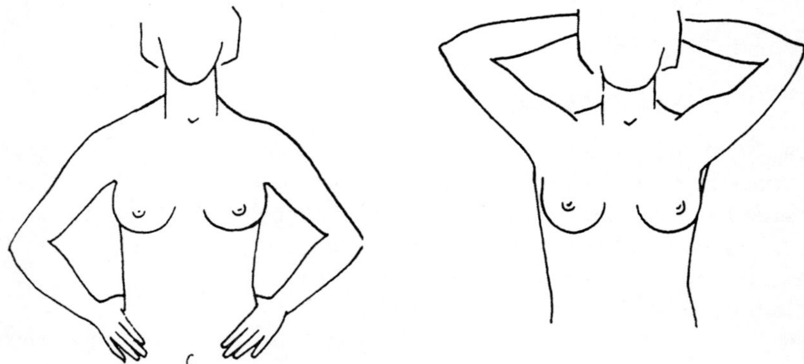

Inspektion der Mamma

Man beachte Größe und Symmetrie der Brüste, Form und Stand der Mamillen bei Betrachtung von vorn und von der Seite sowie die Hautbeschaffenheit.

Warnzeichen:

Größendifferenz beider Brüste: Für eine karzinomatös veränderte Brust spricht eine einseitige, unsymmetrische Verkleinerung oder Vergrößerung.
Einziehung der Mamille: Eine einseitige Einziehung der Mamille, die sich spontan ausgebildet hat, ergibt Verdacht auf ein Karzinom.
Einziehen oder Verwachsungen der Haut der Brustdrüse mit dem subkutanen Gewebe oder dem Drüsenkörper: Sie werden meist erst beim Hochheben der Arme entdeckt.
Asymmetrisches Verhalten der Brust beim Hochheben der Arme: Bei Verwachsungen des Drüsenkörpers mit der Unterlage ist die Brust starr fixiert und bewegt sich nicht mit nach oben.

164

Perimamilläre ekzemähnliche Hautveränderungen: Sie sind auf einen Morbus Paget verdächtig, der oft mit einem echten Karzinom (Paget-Karzinom oder Milchgangs-Karzinom) einhergeht.

Apfelsinenhaut: Verdickung der Haut mit Hervortreten der Hautporen, verursacht durch karzinomatöse Infiltration.

Ulzerationen: Meist nur bei weit fortgeschrittenem Mamma-Karzinom.

4. Palpation

a) Prüfung der Hautverschieblichkeit und der Konsistenz des darunterliegenden tieferen Gewebes.

b) Suche nach Resistenzen im Drüsenkörper durch bimanuelle Palpation. Wenn eine Verhärtung getastet wird, muß ihre Konsistenz und ihre Beziehung zur Haut und zur Thoraxwand geprüft werden.

c) Austasten beider Axillae sowie beider Supra- und Infraklavikulargruben nach Lymphknoten.

d) Bei Angaben der Patientin über mamilläre Sekretion soll die Brust ausgestrichen werden.

Warnzeichen:

Knotenbildung oder Verhärtung: Wenig verschiebliche, isolierte, derbe, unregelmäßig begrenzte oder nicht abgrenzbare Tumoren, aber auch diffuse Verhärtungen des Brustdrüsenkörpers begründen Karzinomverdacht. Versucht man, über dem Tumor mit zwei Fingern durch Entlastung die Haut zu falten, so wölbt sie sich normalerweise vor; bei einem Karzinom zieht sie sich häufig ein (Plateauzeichen, siehe die folgenden Abbildungen).

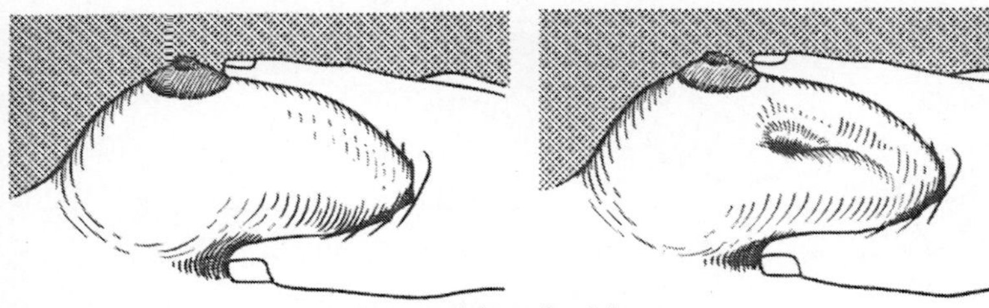

Plateauzeichen der Mamma

Regionäre Lymphknoten: Bei vergrößerten, derben oder unverschieblichen Lymphknoten besteht Karzinomverdacht.

Mamilläre Sekretion oder Blutung: Begründet Karzinomverdacht, besonders bei älteren Patientinnen. Dieser Verdacht ist um so größer, je länger der zeitliche Abstand zur letzten Schwangerschaft ist.

Bei Vorliegen auch nur eines dieser Warnzeichen ist sofortige differentialdiagnostische Abklärung erforderlich (Mammographie, Probeentnahme).

Untersuchungsdatum .... Name .... Vorname.........

Geburtsdatum .... Wohnort (   ) ....

Straße ....

A. Gynäkologische Vorsorgeuntersuchung

Anamnese:

Alter in Lebensjahren . . ☐☐   Zahl der Geburten . . . . . ☐

Zahl der Fehlgeburten. . . . ☐

Blutungen

zwischen den normalen Regeln. . . . . nein ☐   ja ☐

unregelmäßige klimakterische Blutungen . . . . nein ☐   ja ☐

postklimakterische Blutungen . . . . nein ☐   ja ☐

Blutungen beim Verkehr oder bei Stuhlentleerung . . . . . . nein ☐   ja ☐

ungewohnter, blutig-bräunlicher Ausfluß . . . . nein ☐   ja ☐

Befunde:

I. Inspektion der Vulva:

unauffällig . . . . ☐

Kraurosis . . . . ☐

Leukoplakie . . . . ☐

Ulkus oder Exophyt . . . . . . ☐

II. Spiegeleinstellung:

unauffällig . . . . ☐

Erythroplakie . . . . ☐

Leukoplakie . . . . ☐

Ulkus oder Exophyt . . . . . . ☐

Blutung aus Zervikalkanal . . . ☐

III. Gynäkologischer Tastbefund:

unauffällig . . . . ☐

plumpes Collum . . . . ☐

Infiltration der Parametrien . . . ☐

Adnex-Befund. . . . . ☐

Douglas-Befund . . . . ☐

IV. Gynäkologische Diagnose:

....

....

....

....

....

Cytologischer Befundbericht:

Ca-Befund: unauffällig (1) = Papanicolaou I und II
auffällig (2) = Papanicolaou III
positiv (3)   = Papanicolaou IV und V
technisch nicht verwertbar (4)

Lokale Veränderungen: Blutung (1), Entzündung (2)

Bakteriologischer Befund: Döderleinflora (1), Mischflora (2), Trichomonaden (3), Mykosen (4), Hämophilus vaginalis (5)

C	
L	
B	

Berichts-Nr. ....
(Unterschrift u. Stempel d. zytol. tätig. Arztes)

B. Mamma-Vorsorgeuntersuchung

Anamnese:

| | | rechts | links |
Von der Patientin beobachtete	nein	ja	
Knoten oder Verhärtungen	☐	☐	☐
Eingezogene Brustwarze	☐	☐	☐
Absonderung aus einer Brustwarze	☐	☐	☐
Hautveränderungen	☐	☐	☐
Veränderungen in der Achselhöhle	☐	☐	☐
Zyklusunabhängige Schmerzen in der Brust	☐	☐	☐

Befunde:

I. Inspektion:

	nein	rechts ja	links ja
Größendifferenz beider Brüste	☐	☐	☐
Einziehungen der Mamille, Hautfixationen, Asymmetrie beim Hochheben der Arme	☐	☐	☐
perimamilläre Hautveränderungen, Apfelsinenhaut	☐	☐	☐
Ulzerationen	☐	☐	☐

II. Palpation:

	nein	rechts ja	links ja
Knotenbildung oder Verhärtung	☐	☐	☐
Achsellymphknoten	☐	☐	☐
Supra- und infraklavikuläre Lymphknoten	☐	☐	☐
mamilläre Sekretion oder Blutung beim Ausstreichen	☐	☐	☐

C. Folgerungen

<table>
<tr><td>Gynäkologische Untersuchung:</td><td>Mamma-Untersuchung:</td></tr>
<tr><td>Unverdächtiger Befund . . . . . ☐</td><td>Unverdächtiger Befund . . . . . ☐</td></tr>
<tr><td>Verdächtiger Befund . . . . . . ☐</td><td>Verdächtiger Befund . . . . . . ☐</td></tr>
<tr><td>Verdachtsdiagnose . . . .</td><td>Verdachtsdiagnose . . . .</td></tr>
<tr><td>Wiederholung der zytologischen
    Untersuchung . . . . ☐</td><td></td></tr>
<tr><td>Überweisung an . . . .</td><td>Überweisung an . . . .</td></tr>
</table>

. . . .

(Unterschrift des Arztes)

Zur Früherkennung gynäkologischer Karzinome

Die Krankheit »Krebs« hat folgendes gemeinsam:

a) lokale Entstehung unter Durchlaufen von Vorstadien, die uns zum Teil bekannt und auch greifbar sind (fakultative und obligate Präkanzerosen), präinvasives Wachstum (Ca in situ).

Lokale Entfernung der Veränderung unterbricht die weitere Entwicklung und bedeutet vollkommene Heilung.

b) Invasives Wachstum, zunächst unter Beschränkung auf das befallene Organ.

Entfernung des Organs bedeutet Heilung.

c) Überschreiten der Organgrenzen unter zerstörendem Eindringen in die nähere Umgebung.

Entfernung des Organs mit seiner Umgebung oder ausreichende Strahlenwirkung auf Organ und Umgebung bedeuten Heilung.

d) Intrakanalikuläre oder intrakavitäre Verschleppung in die weitere Umgebung.

Totale Entfernung bzw. Zerstörung der Geschwulst durch Operation und/oder Bestrahlung nicht mehr möglich — evtl. Verlängerung der Überlebenszeit.

e) Ausbreitung auf dem Lymphwege in die nähere (regionäre Lymphknoten) und die weitere (organferne Lymphknoten) Umgebung. Ausbreitung auf dem Blutwege.

Lokale und gezielte Bestrahlung und zytostatische Behandlung verlängern evtl. die Überlebenszeit.

f) Tod an Organzerstörung am primären und sekundären Sitz der Krankheit (Metastasierung).

Die Variabilität der Krankheit Krebs wird hinsichtlich Symptomatik und Verlauf, Diagnostik und Therapie im wesentlichen durch die Lokalisation bestimmt. Eine deutliche Symptomatik macht den Patienten aufmerksam. Eine gute Erreichbarkeit für einfache Untersuchungsmethoden gestattet eine frühzeitige Erkennung.

Im gynäkologischen Bereich bedeutet jede Untersuchung gleichzeitig auch die Fahndung nach einem Genitalkarzinom.

Die Aussichten für die frühe Erkennung eines Karzinoms sind in diesem Bereich günstig, da die Untersuchungsmethoden einen hohen Sicherheitsgrad haben und einfach anwendbar sind (Anamnese, Inspektion, Kolposkopie, Zytologie, Palpation). Regelmäßige prophylaktische Untersuchungen sind daher erfolgversprechend und geben einen sicheren Schutz gegen die deletäre Verschleppung eines Karzinoms.

Früherkennung bedeutet Frühbehandlung und damit Heilung

Für den praktischen Arzt, insbesondere den Hausarzt, ergibt sich hier eine sehr dankbare Aufgabe:

Früherkennung in der Sprechstunde.
Wie ist der Hausarzt für diese Aufgabe gerüstet?
Eine Umfrage in unserem Bereich bei 410 Hausärzten (Allgemeinpraktiker) hat ergeben:

	Stadt	Stadt/Land	Land
Ausrüsung für gynäkologische Untersuchung vorhanden	56%	75%	90%
Bei entsprechender Symptomatik untersuchen gynäkologisch	21%	30%	23%
Routinemäßig untersuchen gynäkologisch	4%	3%	0,6%

	Stadt	Stadt/Land	Land
Vom Standpunkt der Ausrüstung, Ausbildung und zur Verfügung stehenden Zeit wäre eine prophylaktische Untersuchung möglich bei	47%	58%	71%
Dabei wäre eine Zusammenarbeit mit einem zytologischen Laboratorium erwünscht bei	59%	68%	83%

Wir schließen daraus, daß die Kapazität der gynäkologischen Untersuchung bei den Allgemeinpraktikern durch entsprechende Anregung gesteigert werden kann, daß aber etwa die Hälfte dieser Hausärzte besser von einer Überweisung an einen Fachkollegen Gebrauch machen sollte.
Jedenfalls sollte die einmalige Kontrolluntersuchung pro Jahr bei Patienten über 35 Jahren Gebot sein.

Wie wichtig die Rolle des Hausarztes bei der Erfassung, Betreuung und Aufklärung bei der Gesundheitsberatung der Bevölkerung ist, erhellt aus dem Ergebnis einer Repräsentativumfrage bei 3000 Patienten unseres Bereichs:

	Stadt	Stadt/Land	Land
Patientin hat einen Hausarzt	97%	97%	82%
Es lassen sich routinemäßig gynäkologisch zum Zwecke der Früherkennung untersuchen	16%	10%	14%
Es wünschen eine derartige regelmäßige Gesunduntersuchung von den Befragten	60%	53%	61%
Im Falle gynäkologischer Beschwerden suchen den Hausarzt auf	65%	59%	14%
suchen den Facharzt auf	35%	41%	86%
An Krebsaufklärung sind von den Befragten interessiert	73%	86%	86%

Wir schließen daraus: Das Interesse an Aufklärung ist groß (80%), Routineuntersuchungen sind erwünscht (60%), werden aber nur in geringem Umfange durchgeführt (15%).
Der Hausarzt spielt eine eminente Rolle in der Aufklärung und bei der prophylaktischen Untersuchung. Seine Aufgabe sollte mit allen Mitteln gefördert werden.

Heilungsergebnisse

Die Steigerung der Heilungsleistung ist bis in die jüngste Zeit der fortschreitenden Vervollkommnung der operativen und radiologischen Technik mit ihren Hilfsmethoden (Narkose, Blutersatz, Antibiotika) zu verdanken gewesen. Sie war damit an die Qualifikation des Behandlungszentrums gebunden.

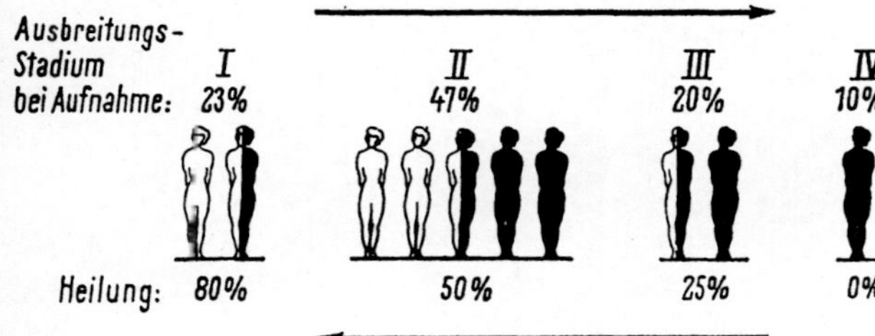

Heilungsergebnisse der Universitäts-Frauenklinik Heidelberg von 1913 bis
1956 beim Uteruskarzinom

Behandlungsjahre		Kollumkarzinom		Korpuskarzinom	
		Zahl der Patienten	Davon geheilt	Zahl der Patienten	Davon geheilt
1913—1934	*(Menge-Eymer)*	1250	29%	191	41%
1935—1950	*(Runge)*	1129	45%	512	61%
1951—1956	*(Runge)*	1252	54%	245	65%

Diese Ergebnisse der Therapie aus der Heidelberger Klinik unter den
Direktoraten von *Menge*, *Eymer* und *Runge* stehen stellvertretend für alle
anderen Institutionen. Ihre Zahlen werden durch die Weltstatistik bestätigt.
Man erkennt die erheblichen Fortschritte der Therapie in 50 Jahren, erkennt aber auch, wie im jüngsten Zeitabschnitt um Prozente gerungen wird:
eine weitere wesentliche Verbesserung auf dem therapeutischen Sektor ist
in absehbarer Zeit nicht mehr zu erwarten. Das Schwergewicht der Hei-
lungsbemühungen verlagert sich daher auf die Früherkennung und damit
auf den Hausarzt.

Für die Heilung maßgebende Faktoren in der Reihenfolge ihrer Bedeutung

1. Zeitpunkt der Diagnosestellung,
2. Beginn einer sachgemäßen Behandlung (Operation und/oder Bestrahlung),
3. Sitz des Karzinoms,
4. Charakter des Karzinoms,
5. Abwehrreaktion,
6. Nachbehandlung.

Häufigkeit, Lokalisation und Symptomatik des weiblichen Genitalkarzinoms

Häufigkeit, Lokalisation	Absolute 5-Jahres-Heilung	Durchschnittsalter	Symptomatik	Diagnose
56% Gebährmutterhals	54%	47	Kontaktblutung Zwischenblutung blut. Fluor	Inspektion Kolposkopie Probeentnahme
27% Gebärmutterkörper	64%	57	postklimakterische und klimakterische Blutung	Abrasio
3% Scheide	33%	57	Blutung Fluor	Inspektion Probeentnahme
3% Scheideneingang	45%	67	Geschwürsbildung Kraurosis	Inspektion Probeentnahme
8% Eierstock	25%	55	Kachexie, Aszites Zunahme des Leibesumfangs	Palpation und Probelaparotomie
0,2% Eileiter	—	—	Schmerzen wäßriger Fluor	Palpation und Laparotomie
3% Sonderformen	—	—		

Entsprechend der Häufigkeit gilt die Bemühung um eine Früherkennung in erster Linie dem Gebärmutterhalskrebs. Die Diagnose stützt sich auf:

1. Anamnese: begünstigend: frühe Heirat, mehrere Geburten oder/und Fehlgeburten, entzündliche (postpartale) Veränderungen am Muttermund. — Altersmittel: bei 47 Jahren, kommt aber auch schon früher vor, jedoch selten vor dem 35. Lebensjahr.

2. Blutungsanamnese: Zwischenblutung, Kontaktblutung, Blutung bei der Defäkation, blutiger Ausfluß.

3. Inspektion der Portio (bei guter Beleuchtung): Ulkus, exophytischer Tumor, Beobachtung einer Blutung aus dem Muttermund. Verdächtig ist bereits der Befund einer »roten Stelle« (Erythroplakie) der Portio, da sich hinter jeder 53. derartigen Veränderung ein kleines Karzinom verbirgt.

4. Sorgfältige Palpation: Auftreibung des Kollum und seitliches Infiltrat geben Hinweis auf einen tiefen Zervixknoten.

Mit diesen einfachen Feststellungen werden bereits mehr als 90% aller manifesten Kollumkarzinome entdeckt, von denen etwa ⅓ asymptomatisch verlaufen sind.

5. Kolposkopie *(Hinselmann)*: Vergrößerung der Portiooberfläche. Etwa 85% aller untersuchten Frauen können als unverdächtig von weiteren Untersuchungen ausgeschlossen werden. Intrazervikale Veränderungen können der Kolposkopie entgehen.

6. Zytologie *(Papanicolaou)*: Entnahme eines Abstrichs von der Portiooberfläche, eines weiteren aus dem Zervikalkanal, Fixierung und Übersendung an ein Laboratorium zur Diagnostik.

In dieser Kombination ist die Diagnostik von einer fast absoluten Zuverlässigkeit.

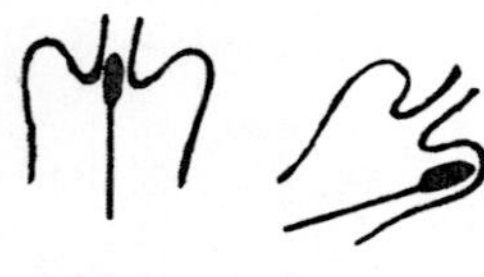

Zytologie:

A. Einstellen der Portio, *Entnahme*

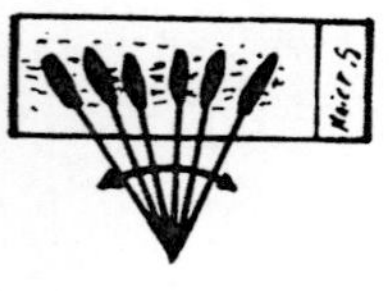

B. *Abrollen* auf Objektträger

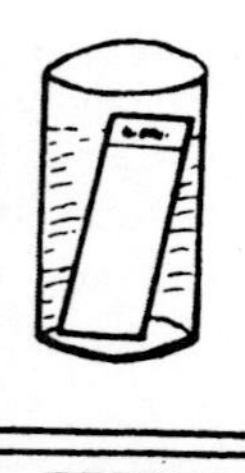

C. *Fixierung:* 96% Alkohol-Äther, 5—20 Min.

D. *Versand* nach Trocknung

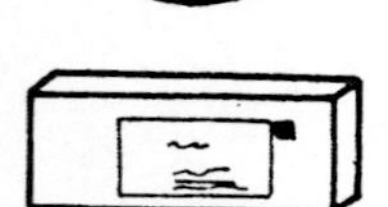

E. *Färbung* nach *Papanicolaou* im Zytologischen Laboratorium

F. Zytologische Diagnose

Die definitive Bestätigung ergibt die histologische Untersuchung einer Probeentnahme. In der Häufigkeit des Vorkommens folgt an zweiter Stelle der Gebärmutterkörperkrebs: Die Diagnose stützt sich auf:

1. Anamnese: begünstigend: Späte oder keine Heirat, Zyklusstörungen und Zykluslabilität, andere endokrine Störungen (z. B. Diabetes). —

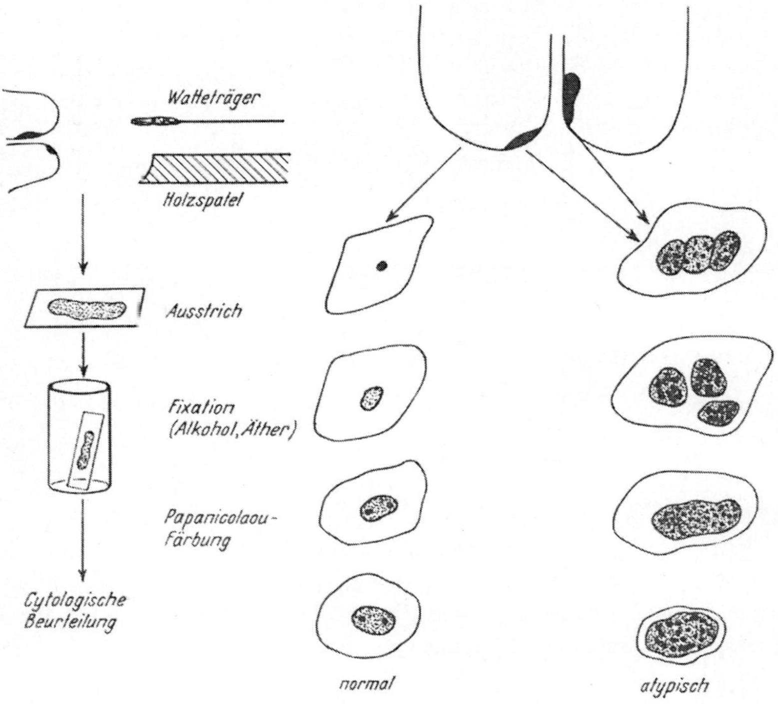

Zytologischer Abstrich

Altersmittel: 57 Jahre. $^2/_3$ der Patienten sind im Postklimakterium oder in fortgeschrittener Menopause, $^1/_3$ im Klimakterium. Vor dem 45. Lebensjahr selten.

2. Blutungsanamnese: Menopausenblutung oder unregelmäßige klimakterische Blutung.

3. Inspektion der Portio: unauffällig, evtl. Blutspur aus dem Muttermund.

4. Palpation: unauffällig.

5. Kolposkopie: unauffällig.

6. Zytologie: unzuverlässig.
Erforderlich bei bestehendem Verdacht:

7. Probeabrasio.

Für den Eierstockkrebs gilt nach wie vor, daß bei Palpation eines Tumors im Adnexbereich die Probelaparotomie angezeigt ist.

Krebse des Scheideneinganges kommen nur in höherem Alter vor, meistens auf dem Boden einer Kraurosis. Sie führen den Patienten wegen Geschwürsbildung zum Arzt.

Krebse der Scheide sind gleich selten, sie fallen bei der Untersuchung als Infiltrat bzw. Ulkus auf.

Vorschlag für eine Aufgabenverteilung in der Krebsfrüherkennug

1. Patient:

Bei einer Erwartungshäufigkeit von 4 invasiven Kollumkarzinomen

> 2 mit Symptomen,
> 2 ohne Symptome,

4 präinvasiven Kollumkarzinomen,

2 Korpuskarzinomen;

auf 1000 Untersuchte sollte die Aufklärung anstreben, alle Frauen über 35 Jahre regelmäßig einmal jährlich einer Vorsichtsuntersuchung zuzuführen. Die Aufklärung steht unter dem Motto:

»Krebs ist heilbar, wenn er frühzeitig erkannt wird, frühzeitige Erkennung ist durch Untersuchung möglich.«

2. Hausarzt:

»Jede Arztpraxis soll ein Zentrum der Krebsbekämpfung sein *(Martius)*.«
»Dezentralisierung und breite Streuung der Diagnose, Zentralisierung der Therapie.«

Aufklärung über Früherkennung bei den Patienten seines Klientels (persönliche Belehrung) —

Aufklärungsvorträge über Früherkennung in seinem Bereich (Volkshochschule).

In der Praxis immer daran denken:

a) Jede Patientin fragen:
> Haben Sie Ausfluß,
> unregelmäßige Blutung,
> Zwischenblutung,
> Kontaktblutung,
> Menopausenblutung?

b) Sorge tragen für eine einmalige jährliche Vorsichtsuntersuchung bei Patientinnen über 35 Jahre.

tion, Palpation), soll er sie in einfacher Weise durch die Zytologie ergänzen. Übersendung des Abstrichs an ein zytologisches Labor zur Diagnose.
Soweit er für eine Vorsichtsuntersuchung nicht eingerichtet ist, soll er die Patientin dem Facharzt oder einer Untersuchungsstelle überweisen.
Auffällig ist bereits der Befund einer roten Stelle an der Portio (Karzinomhäufigkeit 1:53), während bei ganz unauffälliger, glatter Portio die mittels Suchmethoden gefundenen Kleinkarzinome eine Frequenz von 1:1300 haben.

3. Facharzt:

Die einfache gynäkologische Untersuchung (Inspektion und Palpation) wird grundsätzlich erweitert durch Kolposkopie und Zytologie. Beide »Suchmethoden« werden im Unterricht gelehrt und sind in die Fachausbildung aufgenommen
Soweit der Facharzt eine zytologische Ausbildung genossen hat, kann er ein eigenes zytologisches Laboratorium einrichten. Er kann, falls ihm hierzu die Qualifikation erteilt wird, für seine eigene und die Praxis von Kollegen zytologische Diagnostik betreiben. Anderenfalls ist er auf die Zusammenarbeit mit einem zytologischen Zentrallaboratorium angewiesen.

4. Krebsberatungsstelle:

vorwiegend an große Kliniken angeschlossen, untersucht nach demselben Modus wie der Facharzt.

5. Zytologisches Zentrallaboratorium bzw. Untersuchungsstelle:

eingerichtet bei den Prosekturen, pathologischen Instituten und großen Frauenkliniken, stellenweise auch bei entsprechend qualifizierten Fachärzten, untersucht die eingesandten Ausstriche.
Für die zytologische Diagnostik sind ungeeignet solche Fälle, bei denen bereits die Inspektion ein fragliches manifestes Karzinom ergibt, da hier häufig nekrotisches Zellmaterial im Ausstrich eine zytologische Fehldiagnose bedingt.

5. Fachklinik:

Untersucht nach demselben Modus wie der Facharzt. Die Abklärung fraglicher Veränderungen erfolgt durch die Konisation der Portio mit nachfolgender histologischer Aufarbeitung.
Wägt man die Rolle der hausärztlichen und fachärztlichen Sprechstunde gegen die einer Beratungsstelle ab, so ergeben sich auf beiden Seiten Vor- und Nachteile:

Untersuchungsstelle

+ auf gynäkologische Untersuchung
  eingestellt
+ über Karzinom aufgeklärt
— Auswahl der Interessierten
— kleiner Patientenkreis
— bei negativem Befund kommt
  gelegentlich Patientin nicht wieder
— Überwachung schwierig

praktische Arzt-Sprechstunde

— gynäkologische Untersuchung nicht
  erwartet oder abgelehnt
— nicht über Karzinom aufgeklärt
+ keine Auswahl
+ großer Patientenkreis
+ Patientin kommt immer wieder mit
  anderen banalen Leiden
+ Überwachung günstig

B. Untersucher

+ Reihenuntersuchung nach modernen Erfordernissen der Frühdiagnose
— enger Blickwinkel,
  Übersehen anderer Leiden
— Automatismus und Ermüdung,
  begrenzte Kapazität

— einzelne Untersuchung bei un-
  genügender Einrichtung

+ weiter Blickwinkel,
  Familie, Gesamtpersönlichkeit
+ Abwechslung und Kontakt

C. Allgemein

— Hohe Unkosten für den Steuer-
  zahler
— Herabsetzen des ärztlichen An-
  sehens

+ Keine hohen Unkosten,
  Selbstbeteiligung der Patientin bei
  Vorsorgeuntersuchung

Wenn die Karzinomfrühdiagnose in die Breite gehen soll, so ist der Weg allein über die Beratungsstelle nicht möglich, da diese niemals die Kapazität der Fachärzte, geschweige denn der gesamten praktizierenden Ärzteschaft erreichen werden. Krebsfrühdiagnose soll vielmehr Angelegenheit der gesamten Ärzteschaft sein.

Schlußfolgerung

In der Krebsbekämpfung ist der Hausarzt unentbehrlich. Er nimmt eine zentrale Stelle ein, sowohl in der Aufklärung als auch in der Beratung, Diagnostik und Kontrolle, sowie — nicht zuletzt eine seiner schwersten Aufgaben — in der Nachsorge Karzinomkranker. Seine Untersuchungsmöglichkeiten müssen durch den Ausbau zytologischer Zentrallaboratorien bzw. Untersuchungsstellen erweitert werden.

Krebs ist heilbar

Im Frühstadium und erst recht in den Vorstadien ist Krebs für die Dauer heilbar. Grundbedingung für eine Dauerheilung ist also die frühe Erken-

aussetzungen bei den einzelnen Krebserkrankungen je nach Lokalisation unterschiedlich. Bei den gynäkologischen Malignomen ist die routinemäßige Anwendung der Methoden zur Früherfassung besonders lohnend, weil Kolposkopie und Zytodiagnostik eine Leistungsfähigkeit aufweisen wie auf keinem anderen Fachgebiet.

Wir hoffen, mit diesem Büchlein dem gynäkologisch tätigen Arzt eine Hilfe anbieten zu können.
Die bevorstehende Neuordnung des Medizinstudiums läßt erwarten, daß über die Famulatur hinaus ein weiterer Unterricht am Krankenbett, Untersuchungskurse und Übungen auf Lehrkrankenhäuser und Lehrpraxen zukommt. Das Büchlein soll daher auch dazu dienen, den angehenden medizinischen Kollegen in den gynäkologischen Untersuchungsgang einzuführen.

179

KOLPOSKOPE AMNIOSKOPE

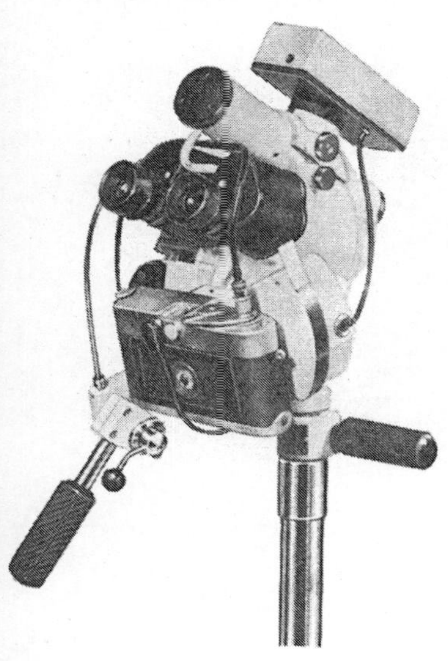

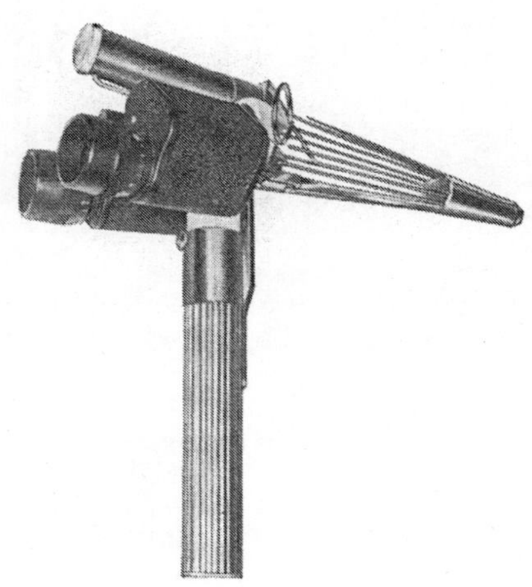

**Stereo-
kamerakolposkope**
mit Signiereinrichtung
und Elektronenblitz

Lehrgerät

Vergrößerung
13,5 fach
oder 13,5- und 50 fach

Kleinkolposkope
10 fach

**Schwenk-
und Schwebestative**
am Stuhl oder fahrbar

Amnioskop
nach HOFFBAUER
in ovaler Trichterform
mit und ohne Kolposkop
verwendbar

LEISEGANG

1 Berlin 12 (West) Leibnizstraße 32 - Telefon (0311) 31 04 71

Neue Hilfsmittel für die ZYTOLOGIE

Abstrich - Fixierung - Versand
jetzt eine Sache von Minuten

FÜR DIE ABSTRICHANFERTIGUNG

A - 2259	Spezial-Schaber aus Holz, doppelseitig für Endocervix und vergrößerte Cervix	A - 2263	Vaginalpipette aus Pyrexglas Spitze verjüngt mit Absaugball A 2264
SA - 2260	Standard-Schaber aus Holz, doppelseitig für nullipara und zerklüftete Cervix	A - 2263 A	Vaginalpipette aus Pyrexglas glatt
B - 2240	Sterile Entnahmebürste für Endometrium	R - 2020	Objektträger mit einem angerauhten Ende zum leichten Beschriften mit einem Bleistift

FIXIERUNG DES ZELLMATERIALS

Das Zellmaterial muß sofort nach dem Auftragen auf den Objektträger fixiert werden, um Beschädigungen und Verfall desselben während des Transportes zum Laboratorium zu vermeiden. Unser **Spray-CYTE** ist für diesen Zweck ideal. Es ist zuverlässig und wirtschaftlich im Gebrauch. Eine Zerstäuberdose enthält Material, um ca. 100 Objektträger zu besprühen. **Äther-Alkohol zum Fixieren und Glyzerin zum Konservieren des fixierten Materials für den Versand sind nicht mehr erforderlich.** Dadurch entfallen alle mit der bisherigen Methode verbundenen Nachteile, wie Entglyzerinisieren durch Abwaschen in Alkohol, Materialverlust beim Trennen der Objektträger, die bei Einsendungen oft nicht genug kenntlich gemacht werden, sowie Fixierungsfehler. Da Spray-CYTE wasserlöslich ist, können die besprühten Objektträger im Labor unter **Fortfall der absteigenden Alkoholreihe** (was eine Vereinfachung und Zeitersparnis bedeutet) unmittelbar in die erste Farblösung kommen. Spray-CYTE eignet sich für jede Färbemethode. Es ergibt einen Dauerschutz.

VERSAND DES ZELLMATERIALS

Da beim Versand oft Bruch entsteht, empfehlen wir Ihnen folgende Artikel:

A-1625 C Versandbehälter für zwei Objektträger aus Pappe
R-2021   Versandbehälter für zwei Objektträger aus Holz
R-2022   Versandbeutel zur Aufnahme der Versandbehälter, Spezial-Papier, gepolstert.

Alle Artikel zur mehrmaligen Verwendung.

Ferner liefern wir:

Sämtliches Zubehör für die Zytologie, wie Färbetröge, Objektträger-Spender.

Mikroskope, Farbdiapositive für Lehrzwecke u. a.

Alles für den Arzt- und Krankenhausbedarf.

VACUUM-EXTRACTOREN mit Vollautomatik und Fußschalter nach SOKOL.

ERNST RICHTER · BREMEN

SPEZIALHAUS FÜR GYNÄKOLOGIE

AUF DEN HÄFEN 3 · TELEFON 0421 / 32 48 13 und 32 68 40

MAQUET
Gynomat

Gynäkologischer Untersuchungsstuhl mit motorischer Beckenhochlagerung ● hohe funktionelle Sicherheit ● anatomisch einwandfreie Lagerung ● problemlose elektro-mechanische Verstellung ● bequem für Ihre Patienten ●

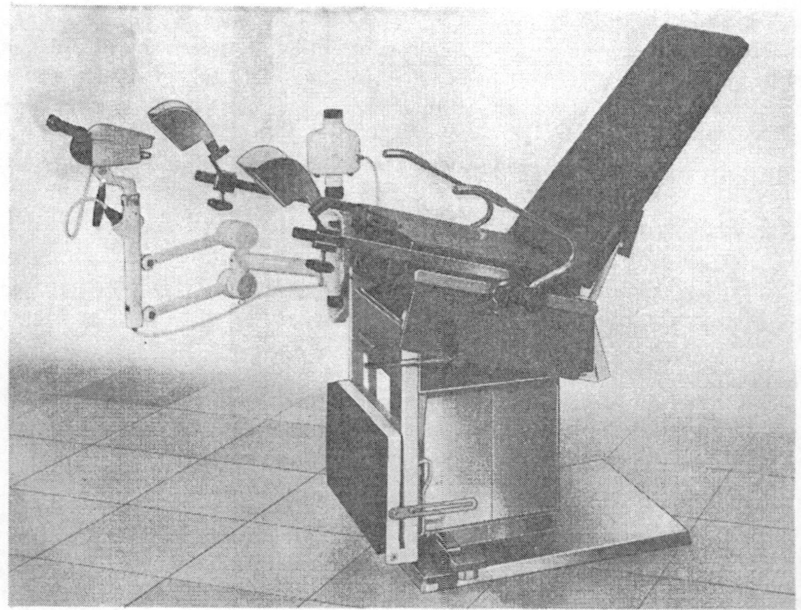

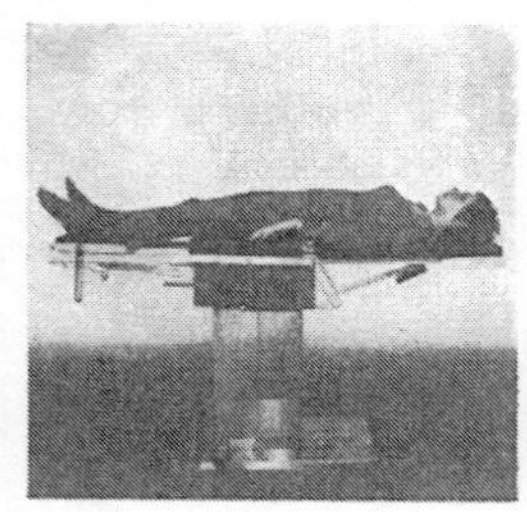

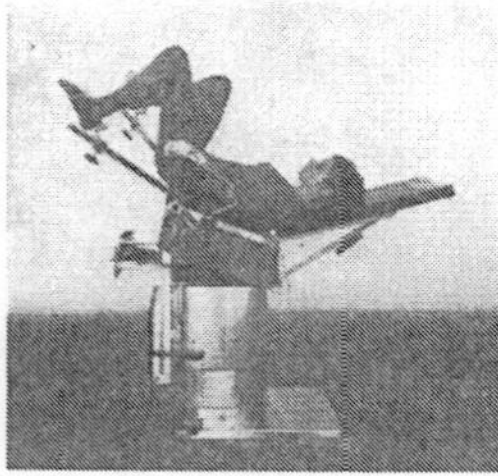

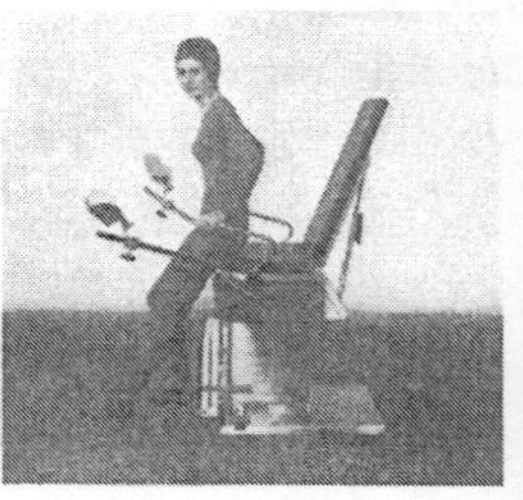

MAQUET · 7550 RASTATT